Adrija Kar
Y. Rajmohan Shetty
Amitha M Hegde

Aparelho extrabucal em crianças com má oclusão de Classe II

Aparelho extrabucal em crianças com má oclusão de Classe II

Adrija Kar
Y. Rajmohan Shetty
Amitha M Hegde

Aparelho extrabucal em crianças com má oclusão de Classe II

Intervenção ortopédica precoce em crianças

ScienciaScripts

Imprint
Any brand names and product names mentioned in this book are subject to trademark, brand or patent protection and are trademarks or registered trademarks of their respective holders. The use of brand names, product names, common names, trade names, product descriptions etc. even without a particular marking in this work is in no way to be construed to mean that such names may be regarded as unrestricted in respect of trademark and brand protection legislation and could thus be used by anyone.

Cover image: www.ingimage.com

This book is a translation from the original published under ISBN 978-3-659-82237-7.

Publisher:
Sciencia Scripts
is a trademark of
Dodo Books Indian Ocean Ltd. and OmniScriptum S.R.L publishing group

120 High Road, East Finchley, London, N2 9ED, United Kingdom
Str. Armeneasca 28/1, office 1, Chisinau MD-2012, Republic of Moldova, Europe
Printed at: see last page
ISBN: 978-620-8-25247-2

Índice:

CAPÍTULO 1

O TRATAMENTO DA CLASSE II MALOCCLUSÃO

a. Desenvolvimento do conceito de tratamento da má oclusão de Classe II

Qualquer descrição da má oclusão de Classe II é diferente, uma vez que esta categoria arbitrária inclui muitas combinações de má oclusão. Como originalmente proposto por Edward H. Angle, a Classe II define essencialmente a relação sagital entre os primeiros molares permanentes superiores e inferiores. Mas, mais tarde, com o advento de avaliações de diagnóstico sofisticadas, como a gnatostática de Simon e a cefalometria de Broadbent, juntamente com as várias experiências clínicas de diferentes profissionais da área, delineou-se a vasta gama de tipos de má oclusão de Classe II. Tanto o reconhecimento da relação sagital displásica da maxila e da mandíbula entre si e com a base do crânio, como a avaliação dos componentes verticais e dos seus papéis nas más relações horizontais constituem a base de uma classificação posterior de subclasses.

As muitas tentativas anteriores de encontrar um aparelho universal para tratar todas as más oclusões de Classe II não tiveram sucesso. Alguns procedimentos de tratamento biomecânico propostos foram direcionados para a dentição mista, e outros para a dentição permanente. Estes procedimentos de tratamento podem ser divididos em três grandes grupos baseados na filosofia ou hipótese de trabalho defendida :[1]

1. A primeira filosofia afirma que o crescimento e o desenvolvimento não podem ser influenciados, uma vez que são processos independentes. Os procedimentos corretivos só podem ser realizados após a erupção da dentição permanente para conseguir a correção dentoalveolar, mas o padrão esquelético ligado hereditariamente não pode ser influenciado ou alterado. De acordo com esta filosofia, o tratamento só pode ser instituído na dentição

permanente através de extração ou alterado por cirurgia ortognática.

2. A segunda filosofia afirma que cada paciente tem o potencial para alcançar uma oclusão perfeita. Angle foi um dos primeiros apoiantes desta filosofia. Uma relação intercuspídea ideal pode levar a uma função normal e à manutenção do resultado tratado. Uma modificação desta abordagem foi adoptada por Andreasen e seus seguidores. Eles afirmam que a forma se adapta à função e que a influência dos músculos é a base etiológica primária e o fator ambiental no desenvolvimento da má oclusão.[1] o clínico pode estimular o crescimento mandibular, inibir o crescimento maxilar e alterar a direção do crescimento através da alteração de factores ambientais como os aparelhos universais.

3. O terceiro e mais recente princípio baseia-se em várias investigações e ensaios clínicos. Baseia-se num conceito a meio caminho entre a luta entre forma e função e entre hereditariedade e ambiente. Certos aspectos da função, como a postura e a morfologia dos músculos e dos tecidos moles, podem ser herdados e não são idênticos às influências ambientais. De acordo com este princípio, é possível atingir um potencial de crescimento ótimo dentro do âmbito ou alcance do padrão genético individual em circunstâncias normais. Isto constitui a base da terapia ortopédica funcional moderna para a má oclusão de classe II durante o período de crescimento.

b. Considerações terapêuticas para o tratamento da classe II

O clínico deve avaliar se a má oclusão é de origem esquelética ou dentoalveolar antes de prosseguir com o tratamento e, assim, obter exames funcionais e cefalométricos.

Critérios funcionais para o planeamento do tratamento:

1. Relação entre a posição de repouso e a oclusão para diferenciar uma má oclusão funcionalmente verdadeira e uma mordida forçada.
2. Se a função hiperactiva, adaptativa e exacerbada do músculo mental estiver presente, estas deformidades devem ser eliminadas durante o dia se o aparelho

funcional for usado durante a noite.

3. As funções anormais da língua devem ser registadas e controladas com aparelhos acessórios.

4. Qualquer modo de respiração anormal, como o observado em pacientes com respiração nasal perturbada ou adenóides e amígdalas aumentadas, deve ser observado. Estes doentes não conseguem frequentemente manter aparelhos funcionais na boca.

Critérios cefalométricos para o planeamento do tratamento:

1. A relação entre o maxilar e a base do crânio deve ser considerada antes de decidir sobre o aparelho miofuncional.

2. A posição e o tamanho da mandíbula são factores importantes, tal como nos doentes com mandíbula retrognática, em que os requisitos terapêuticos são diferentes.

3. A inclinação axial e a posição dos incisivos ajudam a determinar a quantidade de movimento destes dentes.

4. O padrão de crescimento ajuda na conceção e construção de aparelhos.

c. **Classificação da má oclusão de Classe II**:

Edward H. Angle descreveu a má oclusão de classe II como uma relação molar em que a cúspide distobucal do primeiro molar superior oclui com o sulco vestibular do primeiro molar inferior. Pode ainda ser dividida em duas divisões, dependendo da inclinação dos incisivos superiores. Morfologicamente, a má oclusão de Classe II pode ser classificada em[1]

1. Maloclusões dentoalveolares (causadas apenas pela migração dentária)
2. Casos em que a mandíbula é retrognática e a maxila é ortognática.
3. Casos em que a maxila é prognática e a mandíbula é ortognática.
4. Combinações de 3 e 4.

d. **Aparelhos utilizados no tratamento da má oclusão de Classe II**

O regime de tratamento deve ser decidido após a identificação dos componentes esqueléticos e dentoalveolares de uma má oclusão de Classe II individual, utilizando dados recolhidos do exame clínico e de uma análise cefalométrica e de modelos de estudo.

Duas das abordagens de tratamento mais frequentemente utilizadas são a tração extra-oral e os aparelhos miofuncionais.

Tração extra oral:

O tratamento mais comum para a protrusão esquelética maxilar verdadeira é a tração extra-oral. Os aparelhos de tração extra-orais podem ser divididos arbitrariamente em dois tipos: facebows e headgears. Os arcos faciais prendem-se a tubos nas bandas dos primeiros molares superiores, enquanto os arcos extrabucais prendem-se diretamente ao arco ou a auxiliares ligados ao arco.[2]

Aparelhos ortopédicos funcionais dos maxilares:

Os problemas oclusais associados à retrusão esquelética mandibular são frequentemente tratados com algum tipo de aparelho ortopédico funcional dos maxilares (OFM). Os aparelhos utilizados são o activator[8] , o Bionator[9,10] , o aparelho de Frankel, o aparelho de Bimler[11,12] , o aparelho de Herbst e, mais recentemente, o aparelho twin block[13,14] . As adaptações esqueléticas disponíveis, combinadas com as alterações dentoalveolares, podem levar a uma correção significativa da má oclusão de Classe II, utilizando uma variedade de modalidades de tratamento OFM. A forma como a ortopedia funcional dos maxilares é utilizada na prática ortodôntica contemporânea tem evoluído gradualmente nos últimos 25 anos, especialmente nas áreas de seleção de aparelhos, tempo de intervenção e necessidade de tratamento ortodôntico "pré-ortopédico"[7.]

CAPÍTULO 2

Antecedentes históricos dos chapéus

No início do século XIX, foi utilizado um aparelho extra-oral sob a forma de uma calote craniana em combinação com uma mentoneira. A mentoneira foi utilizada por Celler em 1802 e, um ano mais tarde, por Fox como ancoragem occipital em casos de luxação e não para ancoragem occipital como atualmente.

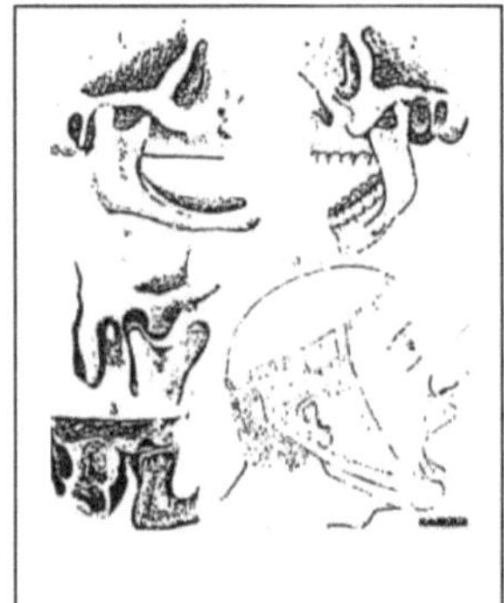
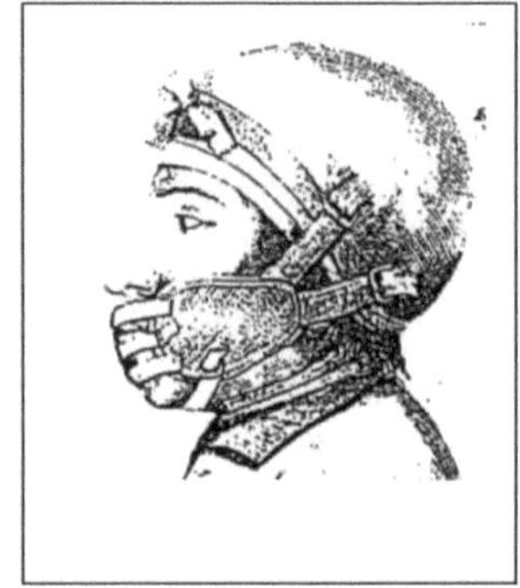

Gunnel escreveu pela primeira vez sobre o uso do aparelho extrabucal para ancoragem occipital em 1822 ou 1823, Kneissel (1863) publicou um relatório sobre o aparelho extrabucal ou ancoragem occipital para a correção da protrusão mandibular, Guil ford (1866) usou o aparelho extrabucal para reduzir mandíbulas protuberantes como para corrigir dentes incisivos superiores protuberantes, Schange (1884) escreveu sobre o uso do aparelho extrabucal. Tanto Kingsley como Angle descreveram e utilizaram este tipo de aparelhos de aparência surpreendentemente moderna, aparentemente com razoável sucesso. Kingsley {1892} descreveu o uso de aparelhos extrabucais para deprimir e conduzir os dentes incisivos para distal, extraindo os dentes pré-molares superiores. Em 1892, Kingsley descreveu uma técnica para conduzir os dentes maxilares distalmente por meio de um arnês sem extrair dentes. Este aparelho consistia num pano que cobria a parte posterior e superior da cabeça, sendo a força de tração transmitida por um elástico. Angle preconizava o aparelho extrabucal para

"

encurtar a arcada, reduzindo os caninos. No entanto, com o avanço da Ortodontia no início do século XX, surgiram aparelhos extrabucais e aparelhos mistos.

Os elásticos de Classe II e Classe III foram abandonados, não por serem ineficazes, mas por serem considerados uma complicação desnecessária.[28] Em 1920, Angle e seus seguidores estavam convencidos de que os elásticos de Classe II e Classe III não apenas moviam os dentes, mas também causavam mudanças esqueléticas significativas, estimulando o crescimento de uma mandíbula enquanto restringiam a outra. Se os elásticos intrabucais pudessem produzir uma verdadeira estimulação do crescimento mandibular enquanto simultaneamente restringiam a maxila, não haveria necessidade de pedir a um paciente para usar um aparelho extrabucal, nem haveria qualquer razão para iniciar o tratamento até que os dentes permanentes estivessem disponíveis. As primeiras avaliações cefalométricas dos efeitos do tratamento ortodôntico, que se tornaram disponíveis na década de 1940, não suportaram o conceito de que mudanças esqueléticas significativas ocorriam em resposta às forças intrabucais. Um artigo de Oppenheim, de 1936, reavivou a ideia de que o aparelho extrabucal serviria como um valioso complemento ao tratamento.[24] No entanto, foi somente após a Segunda Guerra Mundial, quando os resultados impressionantes de Silas Kloehn com o tratamento da má oclusão de Classe II com aparelhos extrabucais se tornaram amplamente conhecidos, que a força extrabucal sobre a maxila novamente se tornou uma parte importante da ortodontia americana[25] . Estudos cefalométricos de pacientes tratados com aparelhos extrabucais do tipo Kloehnh, que utilizavam uma alça de pescoço e força relativamente leve (300 a 400gm), mostraram que a mudança esquelética na forma de uma reorientação das relações da mandíbula ocorreu de fato.[26] A experiência depressa revelou que, embora pudessem ser produzidos maiores efeitos esqueléticos com níveis de força mais elevados do que os defendidos por Kloehn, era necessária uma direção ascendente de tração do arnês para evitar o movimento excessivo da maxila para baixo e a consequente rotação da mandíbula para baixo e para trás.[27]

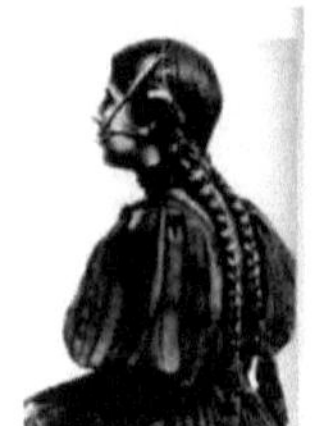 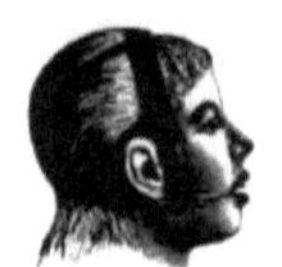 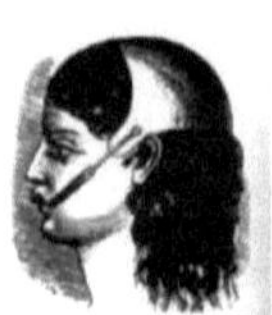 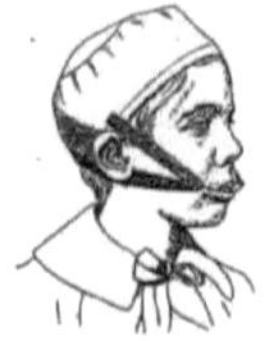

CAPÍTULO 3

Descrição pormenorizada dos arneses

O arnês é um aparelho extra-oral que utiliza a ancoragem cervical ou craniana para aplicar forças nos maxilares ou nos dentes, com o objetivo de modificar o crescimento ou movimentar os dentes.

PRINCÍPIOS DE UTILIZAÇÃO DOS ARNESES

Ao planear a utilização de equipamentos para a cabeça, deve ter-se em conta o seguinte fator

1. Centro de reisitência da dentição:

   O centro de resistência de um molar situa-se normalmente na região média da raiz. Se as forças forem aplicadas abaixo do centro de resistência, causarão uma inclinação distal da coroa, mas quando aplicadas acima do centro de resistência, causarão uma inclinação distal da raiz.

2. Centro de resistência da maxila:

   Ele existe no aspeto póstero-superior da sutura zigomaticomaxilar. Clinicamente, o centro de resistência da arcada dentária situa-se entre as raízes dos pré-molares. As forças que passam através dele causam a translação da maxila distalmente, enquanto as forças que passam acima ou abaixo causam a rotação da maxila.

3. O ponto de origem da força:

   Os arneses occipitais exercem uma força superior e distal sobre os dentes e o maxilar, enquanto os arneses cervicais exercem uma força inferior e distal sobre os dentes e o maxilar.

4. Ponto de fixação da força:

   Refere-se ao gancho presente na extremidade distal do arco externo ao qual o elemento de força está ligado. É possível alterar a direção da força para o maxilar e para a dentição maxilar ajustando o ponto de fixação da força, o que se consegue variando o comprimento do arco exterior ou variando o ângulo entre o arco exterior e o interior.

UTILIZAÇÕES DO ARNÊS

1. Efeito Ortopédico-

   J As forças aplicadas no maxilar são utilizadas para restringir o crescimento para baixo e para a frente.

   J Neste caso, a força distal deve ser aplicada através do centro de resistência do maxilar.

   J São necessárias forças de 350-450gms de cada lado durante um mínimo de 12-14 horas por dia.

2. Aumento de ancoragem:

   J Utilização como reforço de ancoragem, restringindo o movimento mesial dos molares.

   J O arnês deve ser usado 10 horas por dia com valores de força de 300 gms por lado.

3. Distalização de molares:

   J Para corrigir a relação molar ou para obter espaço através da alteração do comprimento do arco exterior.

   J Deve ser utilizado no mínimo 14 horas por dia.

4. Rotação molar:

   J Derotação de um molar por bandagem com o tubo vestibular colocado distalmente e posteriormente reposicionado.

5. Manutenção do espaço:

   J Prevenção do movimento mesial dos molares

   J Um desgaste diário de cerca de 8 horas é suficiente

MODO DE ACÇÃO

- Os arneses actuam quer sobre as suturas quer sobre o complexo dentoalveolar.
- Ao actuarem sobre o tecido esquelético, alteram a atividade das suturas, impedindo que o maxilar se desloque mais para a frente.

- Na componente dentária, tendem a distalizar a dentição.

- Dependendo do tipo administrado, juntamente com a distalização, tendem a intruir/extruir os dentes e a incliná-los.

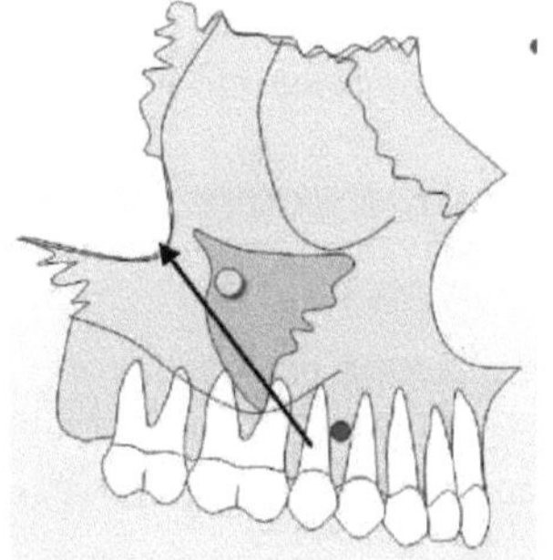

FIG: centro de resistência da maxila e da arcada dentária.

COMPONENTES DO ARNÊS:

O conjunto cabeça - arco facial tem três componentes principais.

1. Arco facial

2. O elemento de força

3. A touca ou a cinta cervical

Arco facial:

O arco facial é um componente metálico que ajuda a transmitir as forças extra-orais para os dentes posteriores. O arco facial é constituído por um arco exterior, um arco interior e a junção.

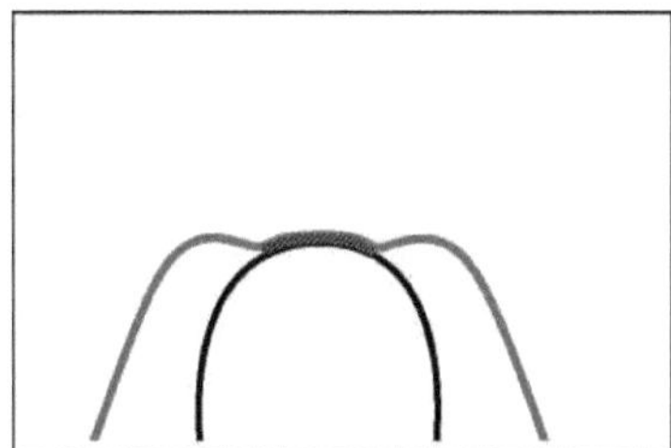

O arco exterior: É feito de arame redondo rígido de 1,5 mm e é contornado para se adaptar ao rosto. O arco exterior pode ser curto, médio ou longo.

Curto - O arco exterior tem um comprimento inferior ao do arco interior.

Médio - O comprimento do arco exterior é igual ao do arco interior.

Longo - O arco exterior é mais comprido do que o arco interior.

A extremidade distal do arco exterior é curvada de modo a formar um gancho que permite a sua fixação ao clípeo de força.

O arco interno: É feito de fio de aço inoxidável redondo de 1,25 mm e contornado à volta da arcada dentária e dos molares. O arco interno é inserido nos tubos vestibulares fixados nos primeiros molares superiores. São colocados batentes no arco interno, mesialmente aos tubos dos molares, para evitar que o arco interno deslize demasiado através dos tubos.

Os batentes são colocados no arco interno, mesialmente ao tubo vestibular, para permitir que a força aplicada ao arco externo seja transmitida através do arco interno para os dentes molares.

1. Paragens de Crimpabal

2. Laço "A -U

3. Uma curva da Bayanet

4. Paragens de fricção de Trever Johnson

5. Parafusos de paragem Ladayni

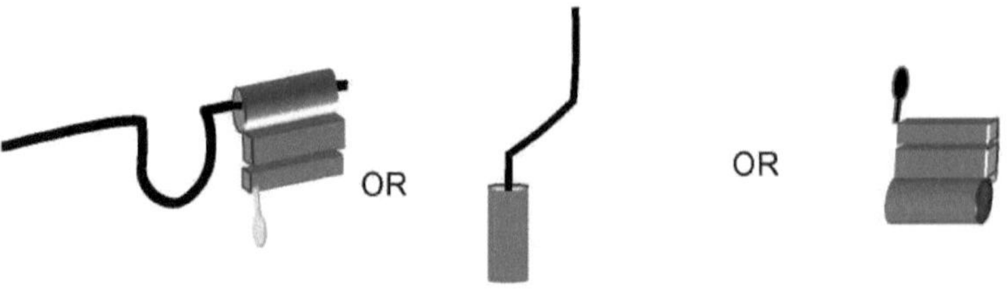

A junção: É a junção rígida do arco interior e exterior. Pode ser uma junta simples soldada, soldada com fio ou soldada. É colocada na linha média dos arcos. Quando são necessárias forças assimétricas, a junta pode ser deslocada da linha média.

Tipos de arco facial:

Juntamente com uma correia cervical, podem ser utilizados dois tipos de arcos faciais.

1. Tipo de arco interior-exterior. O arco interior está disponível em 0,045 ou 0,051 polegadas, dependendo do tamanho do tubo do arnês nos brackets do primeiro molar que pretende utilizar; o arco exterior é normalmente de 0,072 polegadas. Normalmente, preferimos o diâmetro do arco interior de 0,051 polegadas, uma vez que parece não se deformar tão facilmente como o tamanho de 0,045 polegadas. Estes arcos faciais também estão disponíveis pré-fabricados em cerca de cinco tamanhos variados e são muito práticos de utilizar.
2. Tipo J-hook. Cada gancho em J consiste num fio de 0,072 polegadas contornado de forma a encaixar num pequeno batente soldado no fio da arcada, normalmente entre o incisivo lateral superior e o canino.

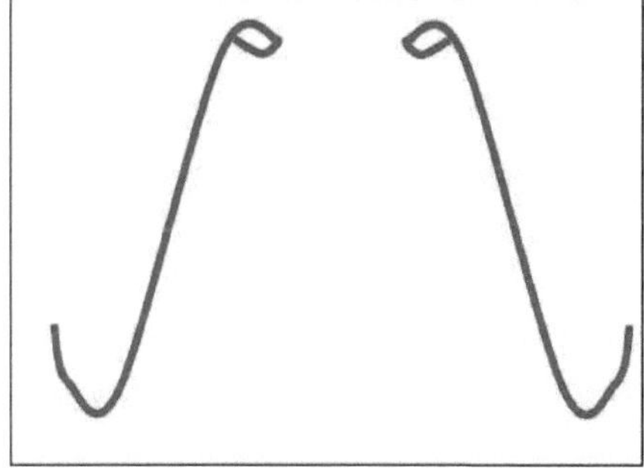

De acordo com a origem da força, os chapéus podem ser divididos da seguinte forma:

Cervical - puxar Dispositivo de proteção da cabeça:

O aparelho extrabucal cervical (de tração baixa ou "Kloehn"), o tipo de aparelho extrabucal mais frequente na prática clínica atual em todo o mundo, é normalmente utilizado em doentes com dimensões esqueléticas verticais reduzidas. O objetivo do aparelho extrabucal é restringir o crescimento da maxila para a frente e/ou impedir o movimento para a frente dos dentes posteriores do maxilar. A força do aparelho extrabucal cervical é exercida abaixo do plano oclusal, produzindo efeitos extrusivos e distalizantes. Este tipo de tração extra-oral é selecionado quando a extrusão dos molares é um resultado desejável do tratamento.

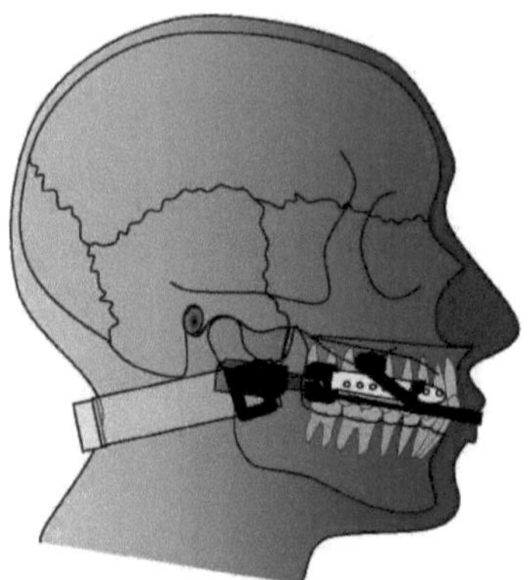

Capacete High-Pull:

A força gerada por um aparelho extrabucal de tração alta (occipital) tem efeitos tanto distalizantes como intrusivos, na medida em que a força é exercida acima do plano oclusal. Esta força é utilizada em todos os casos em que o controlo vertical dos molares é importante, como por exemplo em doentes com um padrão de mordida aberta esquelética ou dentoalveolar e/ou um ângulo de plano mandibular acentuado.

O arnês de tração alta é fixado aos primeiros molares superiores por meio de um arco interior com o mesmo comprimento que o arco exterior. O arco exterior é dobrado para cima, de modo a que o ponto de aplicação da força e a direção da força se situem acima do centro de resistência dos primeiros molares superiores. O arco interno fica passivamente nos tubos dos molares, ou pode ser expandido se for desejado um aumento na largura transpalatina.

Um arnês de tração alta é utilizado em indivíduos em que o aumento da dimensão vertical deve ser minimizado ou evitado. O arco externo é preso à unidade de ancoragem occipital (calota craniana) para produzir uma força mais direcionada verticalmente. Como aparelho de orientação do crescimento, um aparelho extrabucal de tração alta pode diminuir o desenvolvimento vertical da maxila, permitindo assim a auto-rotação da mandíbula e maximizando a expressão horizontal do crescimento mandibular.

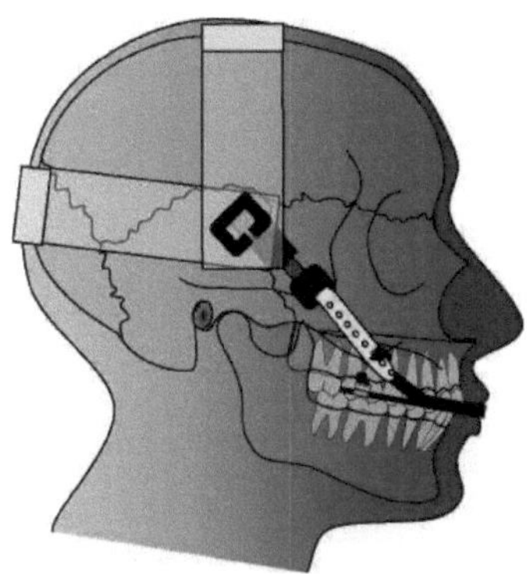

Capacete combinado:

O arnês cervical e o arnês de tração alta podem ser utilizados em combinação (daí o termo arnês combinado) para alterar a direção da força mais ao longo do plano da oclusão.

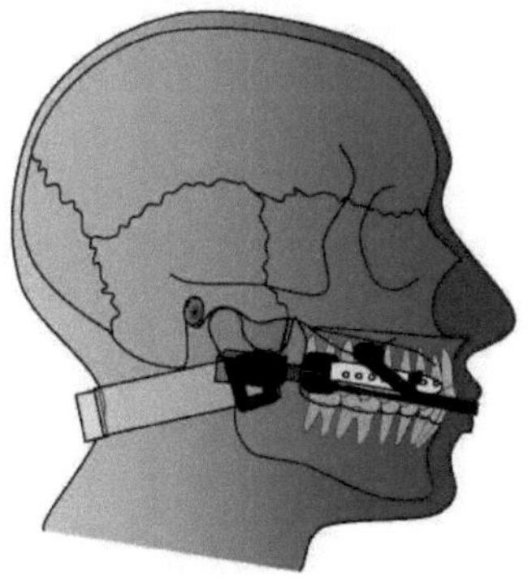

Capacete assimétrico:

O desenho básico do arnês também pode ser modificado para gerir assimetrias sagitais dentro da arcada dentária (por exemplo, relação molar de Classe II de um lado, Classe I do outro). O arco interno é encurtado no lado da classe I, e o arco externo é dobrado para longe da bochecha. O centro de fixação do arco interno é deslocado lateralmente, produzindo assim forças assimétricas contra os dois lados das arcadas dentárias. O uso prolongado deste dispositivo tenderá a inclinar a arcada para um dos lados.

O elemento força:

É a parte do conjunto que fornece a força para produzir o efeito desejado. Pode ser constituído por molas, elásticos e outros materiais extensíveis. O elemento de força liga o arco facial ao boné ou à fita para o pescoço.

Módulos de molas:

Estão disponíveis molas ou módulos de tração que funcionam segundo o mesmo princípio que as molas de relógio. A força de tração selecionada é aplicada mesmo com o primeiro milímetro de extensão da mola. Assim, é possível aplicar uma força constante durante todo o período de tratamento.

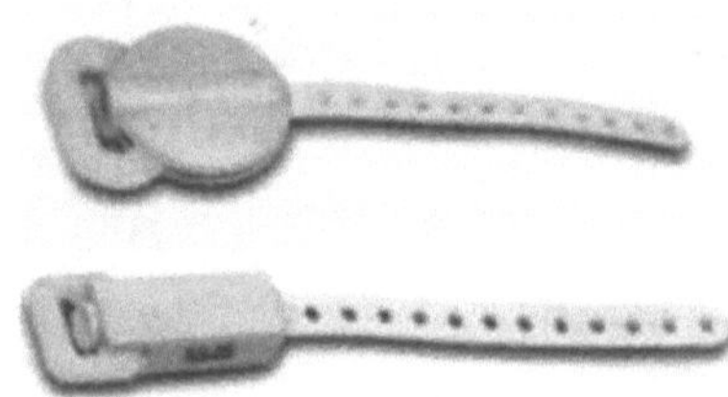

Elásticos:

As cintas de material ou uma série de cintas são utilizadas em alternativa como elementos de força.

CAPÍTULO 4

Chapéus e tratamento precoce

Decidir o momento do tratamento ortodôntico é um tópico controverso entre os clínicos e mostra uma grande diversidade de opiniões; alguns recomendam uma intervenção precoce no início do desenvolvimento oclusal, e outros argumentam a favor do tratamento na dentição mista tardia ou na dentição permanente precoce. Foi sugerido que, embora quase todos os tipos de má oclusão possam beneficiar de um tratamento precoce, a eficácia da intervenção depende do tipo e da gravidade da má oclusão[16]. A má oclusão de Classe II torna-se aparente cedo na dentição mista, a possibilidade de modificação do crescimento, bem como o momento ideal para o tratamento, são questões de considerável interesse clínico. Para um paciente jovem com um overjet aumentado, as opções são o tratamento precoce para modificar o crescimento da mandíbula, o tratamento posterior para camuflar a discrepância da mandíbula através do movimento dentário ou, em casos severos, a correção cirúrgica da relação esquelética. Embora os objectivos de cada abordagem sejam os mesmos, principalmente para melhorar a aparência facial e dentária, manter ou melhorar a saúde oral e estabelecer uma oclusão estável e funcional, as abordagens de tratamento são muito diferentes. A principal razão para a controvérsia é o facto de o nosso conhecimento atual sobre o momento do tratamento se basear sobretudo na experiência clínica e refletir várias abordagens e tradições da prática clínica. As provas científicas são limitadas e muito poucos estudos questionam especificamente os efeitos do tratamento precoce.[1]

A teoria do crescimento e do desenvolvimento a favor do tratamento precoce:

Teoria da matriz funcional:

Os princípios básicos da teoria da matriz funcional, tal como enunciados por Moss (1962, 1968 e 1969), forneceram um quadro intercetivo viável para muitos dos problemas associados à compreensão do desenvolvimento craniofacial. Moss considerava a matriz funcional como o requisito primário do crescimento e as unidades esqueléticas como respostas secundárias, afirmando que "a matriz funcional é primária e a origem, o desenvolvimento e a manutenção de todas as unidades esqueléticas são respostas secundárias, compensatórias e mecanicamente obrigatórias às mudanças na forma e na posição especial da sua matriz funcional relacionada". Moss afirmou que cada função no componente craniofacial é realizada por um grupo de tecidos moles que são suportados e/ou protegidos por elementos esqueléticos relacionados. Os tecidos moles e os elementos esqueléticos estão relacionados com uma única função e são designados por "componente craniano funcional". Um componente craniano funcional é constituído por

a. Unidade esquelética: todos os elementos esqueléticos associados a uma única função.

b. Matriz funcional: todos os tecidos moles associados à função.

A matriz funcional tem duas componentes

a. Matriz capsular: provocam alterações espaciais na posição do osso

b. Matriz periosteal: actuam direta e ativamente sobre as unidades esqueléticas que lhes estão associadas.

As matrizes periosteais provocam a transformação actuando diretamente sobre as unidades esqueléticas através do periósteo e resultando na aposição e reabsorção óssea. Os aparelhos ortopédicos e funcionais têm caraterísticas e efeitos de tratamento únicos e a sua utilização por diferentes clínicos pode produzir resultados diferentes. Quanto mais jovem for o paciente e mais cedo se iniciar o tratamento, mais bem sucedidos e estáveis serão os resultados obtidos. As estruturas maxilares e médio-faciais estão predispostas a forças ambientais e funcionais que contribuem para deficiências ou deformidades, particularmente no desenvolvimento transversal da maxila e da área médio-facial. A consequente alteração da matriz funcional é a causa primária de um número significativo de problemas dentofaciais. A incapacidade de reconhecer e corrigir adequadamente a deficiência maxilar causa uma elevada percentagem de insucessos pós-tratamento[1] . Por isso, o tratamento precoce é benéfico. Como resultado da constrição maxilar, a mandíbula pode ficar presa e inibida no seu crescimento normal para a frente e para os lados. Ao longo do tempo, a forma, a postura e o tamanho da mandíbula são afectados. A constrição maxilar e o seu defeito atenuante do crescimento mandibular podem ser a causa primária das deficiências esqueléticas de classe II. A constrição maxilar é também a principal causa contributiva do apinhamento dentário, tanto na arcada superior como na inferior. Quanto mais cedo o problema maxilar for corrigido, maior será a oportunidade para a mandíbula e a face atingirem os seus maiores potenciais de crescimento normal. [1]

A descompensação dentoalveolar é tão essencial para o sucesso do tratamento com reposicionamento ortopédico funcional dos maxilares como para o sucesso do reposicionamento cirúrgico ortogânico. A descompensação tão cedo quanto possível no tratamento facilita a reposicionamento ótimo dos componentes esqueléticos, melhora a função e incentiva a continuação do desenvolvimento facial e esquelético normal. [1]

Vantagens e desvantagens associadas ao tratamento precoce[1]

Vantagens:

1. A resposta celular à modificação do crescimento é óptima e a reposição das suturas esqueléticas é máxima com um tratamento precoce.

2. O tratamento facial e ortopédico adequado de uma criança em crescimento pode modificar e melhorar o crescimento facial. Isto também resultará numa melhoria da estética facial e numa redução da necessidade de um tratamento longo e mais abrangente mais tarde.

3. Quanto mais jovem for o paciente e quanto mais cedo for tratado, mais bem sucedidos serão os resultados, menos tempo será necessário para atingir os objectivos e maior será a estabilidade dos resultados.[1]

4. O tratamento adequado de uma criança em crescimento pode melhorar a saúde oral e física, reduzir a possibilidade de complicações periodontais e também pode eliminar a necessidade de extração de dentes permanentes.

5. As crianças estão em casa a maior parte do tempo, para além do horário escolar, e estão sob a supervisão constante dos pais para poderem usar os aparelhos orais

extra durante o máximo de tempo.

6. Se ocorrerem danos indesejáveis ou improváveis nos dentes decíduos, estes serão menos prejudiciais do que os danos nos dentes definitivos.

7. A correção precoce das displasias esqueléticas para melhorar os padrões de crescimento ideais conduz a uma aparência natural.

8. A correção precoce reduz o risco de ridicularização pelos pares, que prejudica permanentemente a autoestima em doentes altamente sensíveis e emocionais.

9. A correção precoce, particularmente na dimensão transversal, aumenta as hipóteses de resultados permanentes.

10. O tratamento precoce pode reduzir o custo total do tratamento ou simplificar e encurtar significativamente o tempo necessário para o tratamento ortodôntico fixo da segunda fase.

Desvantagens:

1. O tratamento prolongado devido ao início precoce do tratamento pode comprometer a paciência e a vontade do doente e dos pais em continuar o tratamento.

2. As alterações no crescimento do padrão esquelético conseguidas pelo tratamento ortopédico facial com aparelhos ortopédicos funcionais são geralmente irreversíveis[1] . Os aparelhos ortopédicos e miofuncionais são sensíveis à técnica e exigem o mais alto nível de educação, formação e experiência.

3. Quando os objectivos do tratamento da primeira fase são moderadamente bem sucedidos, com resultados razoáveis e bons, raramente os pais e os pacientes optam pela correção final devido a razões monetárias ou outras.

4. Os pacientes e alguns clínicos consideram que o tratamento faseado é desnecessário e que o tratamento só deve ser iniciado após o início da dentição permanente completa.

É um princípio básico do tratamento ortopédico facial que a maior quantidade de melhora esquelética pode ser obtida quando se usa o aparelho durante o período mais ativo do crescimento facial.[17] Como o período mais ativo de todos é no início da vida, antes da erupção dos dentes permanentes, pode-se pensar que esse seria o momento ideal. Embora uma modificação dramática do crescimento esquelético possa ser alcançada rapidamente em crianças pequenas, a expressão renovada do padrão de crescimento original após o tratamento pode anular parte das correções, sem efeito permanente a longo prazo no padrão de crescimento esquelético original. [18,19]

O segundo período mais ativo de crescimento facial é durante o surto de crescimento pubertário no início da adolescência, quando as alterações esqueléticas alcançadas com o tratamento da Classe II são muito mais resistentes à recidiva, provavelmente devido ao crescimento maxilar mínimo e ao crescimento mandibular residual que muitas vezes permanece nesta fase de crescimento. Infelizmente, o surto de crescimento pubertário facial não ocorre em todos os pacientes e não é previsível com precisão quanto ao seu momento, magnitude, direção ou duração. Outro risco de iniciar o tratamento durante o surto de crescimento puberal é o facto de a sua ocorrência coincidir com o período da adolescência, física e emocionalmente instável, o que muitas vezes limita a adesão do paciente ao uso do aparelho extrabucal. É por essas razões que o pedodontista pode optar por fazer com que o paciente inicie o uso do aparelho extrabucal ainda na dentição mista. É uma sorte que outros dentes permanentes, além dos primeiros molares superiores, não sejam necessários para o suporte do aparelho. Uma nota final sobre o momento ideal para a aplicação da força extra-oral é o reconhecimento de que o aumento da liberação do hormônio do crescimento e de outros fatores endócrinos que promovem o crescimento ocorre mais durante a noite do que durante o dia[20] e está associado ao início do sono.[21] Um fenómeno noturno semelhante foi documentado para a erupção dentária, com a erupção mais ativa a ocorrer no final da noite até à uma da manhã.[22] Existem também provas de que o crescimento esquelético segue um padrão circadiano semelhante.[23] Uma vez que o entardecer e a noite são normalmente os únicos momentos em que se pode esperar que um adolescente use um aparelho extrabucal, estes fenómenos noturnos são benefícios biológicos fortuitos para estes doentes.

Os aparelhos ortopédicos funcionais, como o arnês, não são aparelhos simples e a sua utilização correta exige atenção aos pormenores dos procedimentos clínicos e laboratoriais. A construção e o progresso dos aparelhos devem ser cuidadosamente verificados e, se necessário, devem ser ajustados pelo médico em cada consulta. A perceção de um resultado ótimo é importante para um resultado consistente e bem sucedido.[1]

Devido ao rápido crescimento exibido pelas crianças durante os anos da dentição decídua, parece que o tratamento das discrepâncias dos maxilares através da modificação do crescimento deve ser bem sucedido numa idade muito precoce. A justificação para o tratamento nas idades entre os 4 e os 6 anos seria que, devido à rápida taxa de crescimento e às forças relativamente grandes sobre os componentes esqueléticos mais pequenos e mais plásticos, quantidades significativas de discrepâncias esqueléticas poderiam ser ultrapassadas num curto espaço de tempo. Isto implica que, uma vez corrigidas as discrepâncias nas relações dos maxilares, a função adequada causará um crescimento harmonioso a partir de então, sem tratamento adicional. Se este fosse o caso, o tratamento muito precoce (como na dentição decídua) seria defendido para muitas discrepâncias esqueléticas. Infelizmente, embora a maioria das discrepâncias ântero-posteriores e verticais da mandíbula possam ser corrigidas durante os anos da dentição decídua, a recidiva ocorre devido ao crescimento contínuo no padrão desproporcional original. Se as crianças forem tratadas muito cedo, geralmente precisam de tratamento adicional durante a dentição mista e novamente na dentição permanente precoce para manter a correção. Para todos os efeitos práticos, evita-se o tratamento ortodôntico precoce para problemas esqueléticos e opta-se pelo tratamento da dentição mista e por uma segunda fase de tratamento durante a adolescência. O ponto de vista oposto seria que, uma vez que o tratamento na dentição permanente será necessário de qualquer forma, não faz sentido iniciar o tratamento até lá. Atrasar o tratamento por tanto tempo tem dois problemas potenciais: (1) Quando os caninos, pré-molares e segundos molares entrarem em erupção, pode não haver crescimento suficiente para uma modificação eficaz, especialmente nas raparigas e (2) algumas crianças que precisam de tratamento não teriam os benefícios psicossociais do tratamento durante um período importante de desenvolvimento. Uma criança pode beneficiar de tratamento durante os anos da pré-adolescência se os problemas estéticos e sociais daí resultantes forem substanciais e se ela for propensa a traumas, ou se existirem outras indicações específicas. Por outro lado, parece não ser necessário nem desejável iniciar o tratamento de rotina para muitos problemas esqueléticos até ao surto de crescimento da adolescência. O início do tratamento demasiado cedo apenas o prolonga desnecessariamente. Para cada paciente, os benefícios de um tratamento precoce devem ser considerados em relação ao risco e ao custo de prolongar o período total de tratamento.

CAPÍTULO 5

Seleção e procedimentos clínicos em Utilização do arnês.

SELECÇÃO DO ARNÊS:

Há três factores principais para a seleção dos arneses. Em primeiro lugar, o local de fixação do arnês deve ser tal que proporcione uma componente vertical de força preferencial às estruturas esqueléticas e dentárias. Por exemplo, um capacete de tração alta exercerá uma força superior e distal sobre os dentes e o maxilar. Uma cinta cervical exercerá uma força inferior e distal sobre os dentes e as estruturas esqueléticas. A escolha inicial da configuração do arnês é geralmente baseada no padrão facial original. Se existirem mais sinais de um padrão de crescimento verticalmente excessivo, maior será a direção da tração e vice-versa.

A segunda decisão é a forma como o arnês deve ser fixado à dentição. Na maioria dos casos, encontramos um arco facial ligado a tubos nos primeiros molares permanentes. Em alternativa, uma tala amovível ou um aparelho funcional pode ser fixado aos dentes superiores e o arco facial pode ser ligado a ele. Este tipo de combinação pode ser visto em crianças com excesso vertical da maxila. Outra situação é quando o aparelho extrabucal é preso a um arco anteriormente, mas isso raramente é praticado em crianças com dentição mista.

Finalmente, a terceira decisão a ser tomada é se o movimento corporal ou o movimento de inclinação dos dentes é necessário. Uma vez que o centro de resistência da maxila é considerado na região da raiz média de dois pré-molares, os vectores de força acima deste ponto devem resultar em movimento distal da raiz. As forças através do centro de resistência devem causar movimento corporal e os vectores abaixo deste ponto devem causar inclinação distal da coroa. O comprimento e a posição do aparelho extrabucal e a forma de ancoragem determinam o vetor de força e a sua relação com o centro do dente. Todos estes factores determinam, por sua vez, o movimento do molar.

Outro fator adicional que deve ser considerado é que o controlo da força em relação ao maxilar é mais fácil quando se utiliza uma tala que cobre todos os dentes para aplicar a força do arnês. O arco facial é normalmente ligado à tala na região dos pré-molares, de modo a que a força possa ser direcionada através do centro de resistência, que geralmente se considera estar localizado entre as raízes dos pré-molares. A inclinação distal dos incisivos superiores é suscetível de ocorrer devido à componente distal da força aplicada a estes dentes.

PROCEDIMENTOS CLÍNICOS NA UTILIZAÇÃO DE ARNESES

Para o tratamento com arnês em crianças, são colocadas e cimentadas bandas molares com tubos de arnês. Os arcos faciais pré-formados são fornecidos numa variedade de tamanhos de arco interno e, normalmente, também têm uma ansa de ajuste como parte do arco interno. O arco interno deve ajustar-se bem à volta da arcada superior sem entrar em contacto com os dentes, exceto nos tubos molares, ou seja, deve ficar a 3-4 mm dos dentes em todos os pontos. O tamanho correto pode ser selecionado ajustando o arco contra o molde. Depois disso, é colocado no tubo de um lado para verificar como se adapta ao outro tubo e aos dentes. Os arcos podem ser tornados passivos ajustando os anéis para expandir ou contrair o arco interior ou dobrando a parte curta do arco que encaixa no tubo. A extensão do arco interior até uma distância não superior a 1 mm para além da extremidade do tubo reduziria a irritação dos tecidos na parte distal do vestíbulo bucal e a fricção durante a aplicação e remoção.

Como uma relação molar de Classe II é corrigida, o movimento relativo para a frente da arcada mandibular pode causar uma mordida cruzada, a menos que a largura da arcada maxilar seja expandida. Assim, o arco interno é expandido simetricamente em 2 mm, de modo a que, quando é colocado num tubo, fique fora do outro tubo. O doente tem de apertar o arco interno para o inserir. Isto proporcionará a expansão adequada do arco.

O arco exterior deve repousar passivamente entre os lábios e a alguns milímetros das bochechas. Deve ter um comprimento adequado e ser em forma de gancho na extremidade. O comprimento e a posição vertical do arco exterior são selecionados para obter a direção correta da força em relação ao centro de resistência. Isto pode ser conseguido facilmente com os dedos. Com o arco no lugar, colocando os dedos no arco exterior e simulando a direção da aplicação da força em diferentes pontos bilateralmente, a reação dos dentes pode ser determinada. Se for aplicada uma força contra o arco externo que eleve a junção dos arcos interno e externo entre os lábios, as coroas dos molares inclinar-se-ão para distal. Inversamente, se a força baixar o arco entre os lábios, as coroas dos molares inclinar-se-ão para distal. Se nenhum dos casos ocorrer, os dentes deslocar-se-ão para o corpo. Colocando a dobra terminal do gancho no arco externo no ponto onde ocorre o tipo de movimento desejado, então ele fornecerá a direção correta da força.

O capacete ou a fita para o pescoço adequados são colocados selecionando o tamanho apropriado. Recomenda-se vivamente a utilização de um mecanismo de molas, e não de elásticos ou fitas, para fornecer a força, uma vez que podem ser aplicadas forças consistentes e facilmente ajustadas. O doente deve ser obrigado a sentar-se direito enquanto ajusta as molas. Recomenda-se sempre começar com menos força, para que o doente se habitue ao arnês, e depois aumentar progressivamente a quantidade de força nas consultas seguintes. Mesmo que o nível de força correto seja definido na primeira consulta, as forças diminuirão quando a precinta se esticar ligeiramente e se adaptar ao pescoço do doente. Quando as forças estiverem corretas, a posição do arco deve ser verificada novamente, uma vez que a tração das correias e quaisquer ajustamentos ao arco interior ou exterior para melhorar a adaptação e o conforto do doente podem alterar a posição anterior do arco que necessita de ser ajustada.

A criança deve colocar e retirar o arnês várias vezes sob supervisão para ter a certeza de que sabe manipulá-lo e para garantir um ajuste correto. A maioria dos arneses é usada depois da escola, durante as horas nocturnas relaxadas e durante o sono. Não é, de modo algum, indicado para actividades vigorosas, andar de bicicleta ou para brincadeiras em geral. As crianças devem ser instruídas no sentido de que, se alguém agarrar o arco exterior, devem também agarrar o arco com as mãos. Deste modo, evita-se que se parta e que se magoe. As correias do arnês devem também estar equipadas com um mecanismo de segurança de libertação.

CAPÍTULO 6

Visão geral dos resultados observados em crianças com má oclusão de Classe II utilizando o Headgear

ALTERAÇÕES NA ARCADA DENTÁRIA COM ARNÊS EM CRIANÇAS

Pode ser discutido sob os seguintes títulos.

1. Alterações na largura da arcada dentária
2. Alterações no comprimento da arcada dentária

Alterações na largura da arcada dentária

Estudos realizados mostraram que, após o tratamento com o aparelho extrabucal de tração cervical, a largura intercaninos maxilar e mandibular aumentou significativamente, juntamente com a largura intermolar maxilar e mandibular. As mudanças na largura do arco foram semelhantes em meninos e meninas e a idade do indivíduo não influenciou significativamente a mudança. Os incrementos médios anuais das distâncias intermolares maxilar e mandibular excederam o crescimento normal, o que indica que o tratamento provocou o alargamento das arcadas dentárias. O tempo de tratamento tem influência nas alterações, uma vez que a largura intermolar maxilar aumentou com o tempo, tanto nos rapazes como nas raparigas. As larguras intercaninos e intermolares da mandíbula também aumentaram nos rapazes com o tempo de tratamento, mas, em contrapartida, o tempo de tratamento não afectou a largura intercaninos da maxila. Em alguns estudos, não se registaram alterações significativas na largura antegonial. Num estudo realizado, após 1 e 2 anos de terapia com aparelho extrabucal, a largura da arcada superior aumentou 2,9 mm e 3,7 mm quando medida como a distância entre os caninos primários e 5,4 mm e 5,6 mm quando medida como a distância entre os primeiros molares superiores. Da mesma forma, a largura da arcada dentária inferior após 1 e 2 anos de terapia com o aparelho extrabucal aumentou 1,4mm e 1,3mm quando medida como a distância entre os caninos primários e 1,9mm e 2,2mm quando medida como a distância entre os primeiros molares inferiores. A diferença entre os grupos controle e com aparelho extrabucal foi altamente significativa estatisticamente após os períodos de acompanhamento quando medida como a distância entre os primeiros molares inferiores, mas a diferença não foi significativa entre os grupos na distância entre os caninos primários.

Alterações no comprimento da arcada dentária

Os estudos realizados mostraram um aumento nos comprimentos dos arcos anterior e posterior da maxila, tanto em meninos como em meninas, após o tratamento com aparelhos extrabucais. O tratamento não teve nenhum efeito consistente no comprimento do arco da mandíbula. A única alteração significativa no comprimento do arco mandibular foi a redução do comprimento do arco posterior nos rapazes e o aumento do comprimento do arco anterior nas raparigas. Com o aumento do tempo de tratamento, os comprimentos também aumentaram nas arcadas dentárias anterior, direita e esquerda dos rapazes e nas arcadas dentárias posterior e direita das raparigas. O tempo de tratamento não afetou as mudanças nos comprimentos das arcadas mandibulares. Noutro estudo, o aumento médio do comprimento da arcada dentária maxilar foi de 4,7 mm e 6,0 mm, respetivamente, após 1 e 2 anos de tratamento. Da mesma forma, foi de 2,1 mm e 2,4 mm, respetivamente, após 1 e 2 anos de tratamento para o arco mandibular.

DESLOCAMENTO CRANIOFACIAL COM APARELHO CRANIANO TRATAMENTO

Um estudo realizado para analisar o efeito de três tipos de arnês, ou seja, arnês de tração cervical, de tração reta e de tração alta, indicou que os três arnêses demonstraram uma deslocação posterior da maxila, juntamente com uma rotação do palato no sentido dos ponteiros do relógio, que era evidente pelo movimento inferior da espinha nasal anterior e pelo movimento superior da espinha nasal posterior. A quantidade de rotação no sentido horário foi a maior para o arnês de tração cervical e a menor para o arnês de tração alta.

Todas as estruturas da maxila apresentaram deslocamentos laterais com as três forças do aparelho extrabucal, com exceção do rebordo orbital inferior. Com a tração do aparelho extrabucal, a abertura da sutura palatina mediana foi evidente; foi mais pronunciada na região anterior e diminuiu progressivamente em direção à região posterior. Da mesma forma, no plano frontal, a abertura era inferior e diminuía superiormente. O deslocamento distal da maxila foi maior com o aparelho de tração reta, seguido pelo aparelho de tração cervical, enquanto que o posicionamento póstero-superior foi maior com a tração alta, e tanto a placa pterigoide medial quanto a lateral foram deslocadas medialmente e na direção póstero-superior com cada tipo de aparelho. A parte orbital da asa maior do osso esfenoide foi deslocada medialmente e póstero-superiormente e a parte orbital da asa menor do osso esfenoide foi deslocada lateralmente e póstero-superiormente com cada tipo de força do arnês.

Um padrão complexo de deslocamento foi observado com o osso zigomático em resposta a diferentes forças do arnês. Com o arnês de tração alta, todo o complexo zigomático foi deslocado lateralmente e póstero-superiormente. Com os arneses de tração reta e tração cervical, todo o osso zigomático, exceto o processo temporal, foi deslocado medialmente e póstero-inferiormente. O processo temporal do osso zigomático foi deslocado lateralmente e póstero-superiormente com os arneses de tração reta e tração cervical.

A borda lateral e inferior da parede da cavidade nasal apresentou deslocamento lateral. O arnês de tração alta apresentou um aumento máximo da cavidade nasal deslocada medialmente. O osso nasal deslocou-se medialmente e póstero-inferiormente com os arneses de tração reta e tração cervical. Com o arnês de tração alta, o osso nasal foi deslocado lateralmente e póstero-superiormente.

O processo zigomático do osso frontal e o rebordo orbital superior foram deslocados lateralmente e póstero-superiormente com o arnês de tração alta e tração reta, enquanto a tração cervical os deslocou lateralmente e póstero-inferiormente. O rebordo orbital superior foi deslocado lateralmente e póstero-superiormente com o arnês alto e deslocado lateralmente e póstero-inferiormente com as forças do arnês de tração reta e de tração cervical.

O processo zigomático do osso temporal foi deslocado lateralmente e posterosuperiormente com tração alta e tração reta. Com a tração cervical, foi deslocado lateralmente e postero-inferiormente.

A fossa articular e a eminência articular foram deslocadas lateralmente e póstero-superiormente com cada tipo de arnês.

ALTERAÇÕES NA MAXILA E NA MANDÍBULA

As crianças tratadas com o aparelho extrabucal de tração cervical apresentaram restrição no deslocamento anterior da maxila. Os estudos mostraram um deslocamento posterior estatisticamente significativo da maxila (variando de 0,1 a 0,5mm) para o grupo tratado quando comparado ao grupo não tratado. A protrusão e rotação mandibular mínima com o uso do mesmo aparelho extrabucal também foi observada, mas não foi estatisticamente significativa. Normalmente, ocorre uma rotação do complexo maxilo-mandibular no sentido horário com o uso do aparelho extrabucal cervical. Os estudos realizados mostraram que, em média, o overjet diminuiu de 6,4±2mm para 4,2±1,4mm nos meninos e de 5,3±2,3mm para 3,2±1,3mm nas meninas. A mordida profunda foi corrigida em poucos indivíduos.

ALTERAÇÕES NOS MOLARES E INCISIVOS:

A revisão da literatura sugere uma distalização significativa do molar superior (variando de 0,5 a 3,3 mm) e poucos relatos de intrusão molar (entre 0,4 e 0,7 mm). Poucos estudos também relataram retroinclinação estatisticamente significativa (entre 4,4 e 11 graus) e intrusão dos incisivos superiores. Estudos relataram quantidades similares de movimento mesial dos molares inferiores (variando entre 0,8mm e 1,2mm) para os grupos tratados e não tratados. O movimento vertical dos molares inferiores não é muito grande. Estudos mostraram retroinclinação (variando de 0,2 a 1,9 graus) e extrusão dos incisivos inferiores. Um estudo também mencionou maior altura dentoalveolar do primeiro molar superior e verticalização e maior altura dentoalveolar dos incisivos inferiores. Um bom alinhamento dos dentes com correção do apinhamento dos incisivos inferiores foi obtido com o tratamento do aparelho extrabucal.

ALTERAÇÕES DE PERFIL

O tratamento com o aparelho extrabucal permite obter boas alterações estéticas com a correção do perfil e das incompetências labiais. Uma diminuição da convexidade facial é relatada em quase todos os estudos. Estudos também relatam que quanto maior o ângulo ANB inicial, maior a melhora estética do perfil com o tratamento. Quando verificado separadamente para pacientes com grupo de maxila protrusiva, retrusiva e normal, verificou-se que o tratamento com aparelho extrabucal restringe o crescimento para frente e traz a maxila para a posição normal no grupo de maxila protrusiva. Enquanto que, no grupo de maxila normal e retrusiva, não foram observadas alterações na maxila, resultando em nenhuma alteração de perfil. Várias outras alterações de perfil observadas foram a melhoria da projeção do queixo, a redução do espaço interlabial e a redução da profundidade do sulco labiomental.

ALTERAÇÕES DAS VIAS RESPIRATÓRIAS:

As alterações das vias respiratórias podem ser atribuídas às alterações observadas nas seguintes estruturas:

    a. Nasofaringe
    b. Orofaringe e hipofaringe
    c. Posição da maxila, mandíbula, língua e osso hioide

Nasofaringe:

Nos doentes cuja adenoide foi removida, a distância da sela à espinha nasal posterior diminuiu de 2±2,7 mm para 1,9±3 mm. Também a distância da espinha nasal posterior ao ponto de intersecção entre a parede posterior da faringe e a linha que vai do ponto médio da sela ao bastião.

Orofaringe e hipofaringe

As crianças com má oclusão de Classe II têm geralmente uma oro e hipofaringe estreitas antes do tratamento. A área retro palatina foi alargada pelo tratamento, enquanto o resto da orofaringe e hipofaringe permaneceram mais estreitas do que nos controlos. No entanto, o comprimento e a largura do plano palatino não se alteraram. O ângulo entre o plano palatino e a ponta do palato mole foi diminuído pelo tratamento de 3,6:5,9 para 3,9±5,8° mais estreito. No entanto, a mudança nesse ângulo não se correlacionou com o ganho de espaço observado na área retropalatina.

Posição da maxila, da mandíbula, da língua e do osso hioide:

As várias alterações observadas com o tratamento foram: o comprimento do palato duro aumentou, o comprimento da mandíbula aumentou, a distância do queixo à coluna vertebral aumentou, a altura facial inferior aumentou, o comprimento da língua não foi afetado, embora a altura da língua tenha aumentado e a distância entre o osso hioide e a mandíbula tenha diminuído.

ALTERAÇÕES CEFALOMÉTRICAS

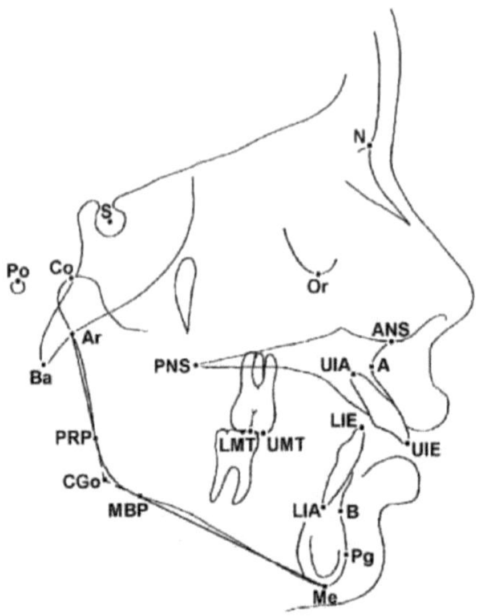

(Nasion), S (Sella), Or (Orbitale), Po (Porion), Co (Condylion), Ar (Articulate), Ba (Basion), PRP (Posterior Ramus Point), CGo (Constructed Gonion), MBP (Mandibular Base Point), Me (Menton), Pg (Pogonion), B (B point), A (A point), ANS (Espinha Nasal Anterior), PNS (Espinha Nasal Posterior), UIE (Borda do Incisivo Superior), UIA (Ápice do Incisivo Superior), LIE (Borda do Incisivo Inferior), LIA (Ápice do Incisivo Inferior), UMT (Ponta da cúspide mesial do primeiro molar superior), LMT (Ponta da cúspide mesial do primeiro molar inferior).

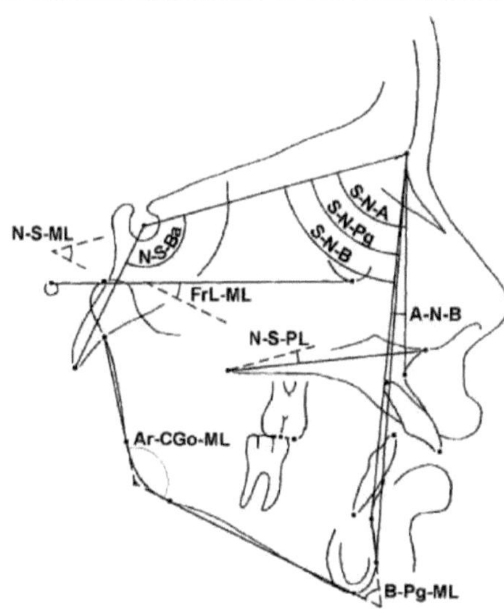

Os ângulos esqueléticos utilizados: N-S-Ba (Nasion-Sella-Basion), S-N-A (Sella-Nasion-point A), N-S-PL (Nasion-Sella-Palatal line),S- IM-B (Sella-Naslon-B point), S-N-Pg (Sella-Nasion-Pogonion), N-S- ML (Nasion-Sella-Mandibular line), FrL-ML (linha Frankfort-linha mandibular), Ar-CGo-ML (linha Articulare-Gonion-Mandibular), B-Pg-ML (ponto B-Pogonion-linha mandibular), A-N-B (ponto A-nasion-ponto B).

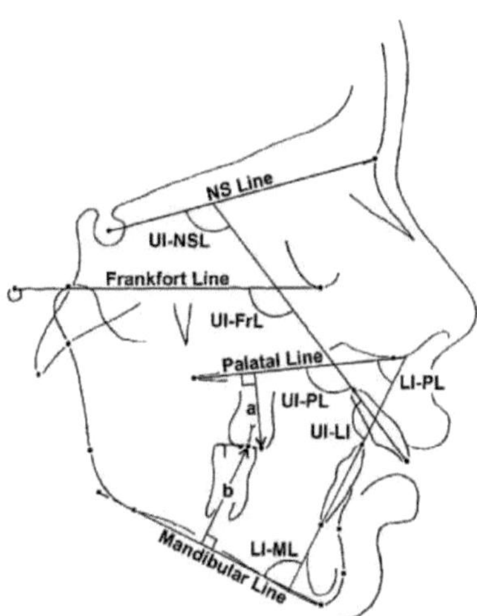

i. Os ângulos dentários e as referências lineares utilizadas: UI-PL (linha UIE-UIA-Palatal), UI-NSL (linha UIE-UIA-Násio-Sela-Iina, NS), UI-FrL (linha UIE-UIA-Frankfort, Po-Or), LI-ML (linha LIE-LIA-Mandibular, MBP-Me), LI-PL (linha LIA-LIE-Palatal), UI-LI (UIA-UIE-LIE- LIA), a (distância perpendicular entre a UMT e a linha Palatal), b (distância perpendicular entre a LMT e a linha Mandibular).

Alterações observadas na maxila:

Verifica-se uma diminuição do SNA (média de 1,5) quando as crianças são tratadas com aparelhos extrabucais, tanto nas raparigas como nos rapazes. O ângulo do plano palatino medido pelo N-S-PL aumentou significativamente e a profundidade maxilar diminuiu com o tratamento. Registou-se uma diminuição significativa das inclinações dos incisivos maxilares e os incisivos que se encontravam inclinados labialmente foram corrigidos. Registou-se uma alteração média de 4,3 ∘ nos valores UI/SN e uma alteração média de 4,8^ nos valores UI/NL.

Alterações observadas na mandíbula:

SNB, S-N-Pg, B-Pg-ML foram semelhantes aos valores normais antes do tratamento com os protetores auriculares na maioria das crianças. As meninas em alguns estudos tinham valores menores de N-S-ML, que se tornaram normais após o tratamento. A mandíbula cresceu para frente até certo ponto e, portanto, SNB aumentou 0,8^ e S-N-Pg aumentou 0,8^. Todos os ângulos que descrevem a rotação da mandíbula, como FMA, GoGnSN e especialmente o ângulo do eixo Y, mostraram um aumento significativo, confirmando assim a rotação posterior da mandíbula após o tratamento.

Alterações da relação esquelética antero-posterior da face

O ângulo ANB diminuiu significativamente em direção ao valor normal após o tratamento. Registou-se uma diminuição do ângulo interincisal.

Alterações observadas nas medições da base do crânio

Os valores das taxas de crescimento N-S e da base do crânio foram semelhantes à média normal, tanto antes como depois do tratamento. Mesmo o crescimento e o tamanho do comprimento da base posterior do crânio foram semelhantes antes e depois do tratamento, indicando que não há muitas alterações nas medidas da base do crânio com o tratamento do arnês.

Alterações observadas na altura da face

A altura facial anterior total aumentou após o tratamento. Os meninos apresentaram valores de N-Me mais longos após o tratamento. O rácio N-ANS/ANS-Me aumentou de 0,75 mm para 0,79 mm num estudo.

Alterações observadas no eixo c

Em meninos sem tratamento, com crescimento normal, a velocidade média de aumento do comprimento do eixo C foi de 1,14 mm por ano na idade média de 12,66 anos. Já no estudo realizado, os meninos tratados apresentaram uma velocidade média de aumento do comprimento do eixo C de 0,30 mm por ano, ou seja, 73,7% de redução.

Da mesma forma, entre as raparigas não tratadas e com crescimento normal, a velocidade média de aumento do comprimento do eixo C foi de 1,67 mm por ano aos 9 anos, mas nas raparigas tratadas foi de 0,41 mm, ou seja, uma redução de 61,1%.

Revisão da literatura

SL NÃO	AUTOR	ANO	MEIO AGEOF ASSUNTOS	ESTUDO	CONCLUSÃO
1	Mirja Kirjavainen	1997	9.3±1.3	Avaliar as alterações no DentalArch Dimensões	Alargamento de Maxila seguida Por espontânea Alargamento de mandíbula
2	Mirja Kirjavainen	2000	9.3	Avaliar as alterações em	Melhoria de a oclusão deveu-se

				Arco dentário Dimensões	a uma inibição do crescimento para a frente da maxila e da rotação anterior para baixo do palato
3	Mirja Kirjavainen	2003	9.1	Expansão maxilar com arnês	Utilizando um arco interior alargado no arnês, pode obter-se um alargamento do maxilar e da cavidade nasal
4	Stanley Braun	2004	Rapazes; 12.66 Raparigas;11.62	Efeito de arnês no eixo C	O arnês reduziu o aumento do comprimento do eixo C, tornando o palato mais agudo
5	Ramio Mantysaari	2004	7.6	Efeito de O arnês sobre as arcadas dentárias e a morfologia craniofacial	A utilização de um arnês é eficaz no período inicial da dentição mista e é possível obter um ganho significativo de espaço na dimensão do arcada inferior com o arnês aplicação nos molares superiores

6	Semra Ciger	2005	11.9±2.6	Alterações cefalométricas e dentárias do molde obtidas após a terapia com arnês	O crescimento maxilar foi restringido; a inclinação dos incisivos maxilares, a sobremordida e a sobremordida diminuíram; os incisivos mandibulares foram proclinado
7	Pertence Pirttiniemi	2005	7.6	Alterações em arcadas dentárias e anatomia craniofacial com arnês	Arcadas dentárias mais largas e mais compridas com arnês
8	Danilo Furquim Siqueira	2007	12.40	Alterações dento-esqueléticas e dos tecidos moles com o arnês	O arnês corrigiu a classell Má oclusão por maior tion no maxilar Esquelético e estruturas dentoalveolares
9	Mirja Kirjavainein	2007	9.1	Alterações das vias respiratórias superiores com o arnês	O tratamento com arnês aumenta o espaço aéreo retropalatal.

10	Erin A.C Sloss	2008	Raparigas:<12 Rapazes<14	Efeito sobre os tecidos moles perfis de tecido com arnês	Perfis melhorados observado com o tratamento do arnês
11	Kyle R Mann	2011	13	Efeito da posição anteroposterior da maxila na estética do perfil doentes tratados com arnês	O tratamento do arnês é Eficaz na melhoria das Estética e quanto maior for o ângulo ANB, maior é a melhoria do perfil
12	Helder B Jacob	2013	8-15	Efeito do headgearon Relação esquelética e dentária	Deslocação distal de maxila e molares superiores, ligeira rotação da maxila no sentido dos ponteiros do relógio, sem alterações significativas na mandíbula

Resumo e discussão

A calendarização do tratamento ortodôntico é controversa entre muitos clínicos, uma vez que se mantém a dúvida se se deve ou não intervir no crescimento numa idade precoce. Muitos clínicos são da opinião de que é necessário iniciar o tratamento no período da dentição decídua ou mista precoce, enquanto alguns são da opinião de iniciar na dentição permanente. Os aparelhos miofuncionais são um conjunto de aparelhos que orientam o crescimento normal de uma criança para evitar qualquer má oclusão complicada na idade adulta e evitar que a criança seja submetida a tratamentos ortodônticos ou cirurgias extensas. Os aparelhos extra-orais são um dos dispositivos ortopédicos extra-orais que podem ser utilizados numa idade precoce para crianças com excesso de maxilar. Um aparelho extrabucal destinado a ser utilizado na modificação do crescimento é concebido para exercer uma força ortopédica extrabucal adequada para comprimir as suturas maxilares, modificando o padrão de aposição óssea nesses locais. Embora as forças ortopédicas extra-orais posteriores e superiores tenham como principal objetivo inibir o desenvolvimento anterior e inferior da maxila, também inibem a erupção mesial e oclusal dos dentes posteriores da maxila. As forças têm de ser de magnitude suficiente, aplicadas numa direção apropriada e aplicadas durante um período de tempo adequado para "apanhar" a maxila. As forças têm de ser de magnitude suficiente, aplicadas numa direção apropriada, e aplicadas durante um período de tempo adequado durante um período de crescimento mandibular ativo para que haja um prognóstico positivo do tratamento.[29]

Esta revisão sistémica tenta explicar as várias alterações observadas no complexo craniofacial com o aparelho extrabucal. Num estudo conduzido por Mirja Kirjavainen et al[30] , entre crianças finlandesas, foi conseguido um aumento acentuado da largura das arcadas através da expansão do arco interno em 10 mm, o que resultou num alargamento do maxilar superior ao crescimento normal. Embora o alargamento intermolar tenha aumentado ao longo do tempo, o tempo de tratamento não afectou o aumento da distância intercaninos. No mesmo estudo, o overjet diminuiu numa média de 2,2 mm com o tratamento. Este resultado foi alcançado apesar do facto de o aparelho extrabucal não ter qualquer contacto com os incisivos superiores. Assim, eles sugeriram que uma força oral extra de 500 gm fornecida através do aparelho extrabucal do tipo Kloehn para os molares superiores produz um efeito ortopédico nos incrementos de crescimento maxilar e na direção do crescimento.

As crianças com má oclusão de classe II têm uma maxila estreita.[31,32,33] Esta estreiteza, juntamente com a discrepância inter-arcos maxilar e mandibular, é observada já na dentição decídua.[31] É provável que um maxilar estreito seja um fator chave no desenvolvimento da má oclusão. A estreiteza leva a uma discrepância inter-arcos e, consequentemente, a uma rotação anti-horária ou a uma retrusão funcional da mandíbula, sem um efeito marcado no tamanho da mandíbula.[32, 34,35] A expansão da arcada dentária maxilar e da própria maxila pode permitir o crescimento normal da mandíbula e a sua rotação no sentido dos ponteiros do relógio para cima e para a frente.[36,34,37] Durante as últimas décadas, tem-se registado uma tendência significativa para dimensões transversais da maxila mais estreitas.[38] Estas questões enfatizam a importância da expansão da maxila. Sem qualquer intervenção e alargamento da maxila, é expetável que a discrepância interarcos aumente com a idade.[39,40] Isto deve-se ao crescimento da maxila e da mandíbula
padrão.[34,37,41] Um estudo realizado por Mirja Kirjavainen et al[42] com cefalometria PA demonstrou que as arcadas dentárias, a maxila e a cavidade nasal podem ser alargadas em paralelo com a correção da má oclusão de classe II divisão I, através da utilização de um aparelho extrabucal cervical ortopédico.

Durante o crescimento normal, o ponto A cresce para a frente e para baixo em relação ao plano horizontal de Frankfort e ao plano sela-naso. Um estudo realizado por Raimo Mantysaari et al em crianças com cerca de 7 anos de idade mostrou uma redução significativa nos ângulos SNA e ANB, o que implica que o uso do aparelho extrabucal cervical reduziu o crescimento anterior da maxila durante esta idade.[43] . Pelo contrário, Kopecky e Fishman relataram que o efeito máximo foi alcançado durante o surto de crescimento puberal.[44] O estudo conduzido por Raimo Mantysaari também concluiu que o uso do aparelho extrabucal cervical aumenta a inclinação labial dos incisivos superiores e inferiores, o que entra em conflito com muitos efeitos de tratamento relatados anteriormente.[43] Um fenómeno que pode ter afetado os resultados do presente estudo é o facto de o arco ter sido ajustado para ficar, pelo menos, 2 mm à frente do incisivos, evitando que o lábio exerça pressão sobre os dentes. O mesmo estudo também relatou um aumento acentuado no comprimento e largura da arcada com o uso precoce do aparelho extrabucal cervical, indicando que o tratamento é eficaz para os indivíduos com apinhamento ligeiro ou moderado.

Um estudo realizado por Danilo Furquim et al. concluiu que a protrusão mandibular não foi muito maior com o tratamento com aparelhos extrabucais do que com os aparelhos miofuncionais, embora tenha havido uma maior redução da convexidade facial. [45]A menor protrusão mandibular pode ser atribuída aos efeitos cumulativos de um menor aumento não significativo no comprimento mandibular associado a um maior aumento estatisticamente significativo na extrusão do primeiro molar superior.

Um estudo realizado por Helder B. Jacob et al. relatou que, com o uso do aparelho extrabucal de tração alta, há uma leve rotação do plano palatino no sentido horário.[46] . Isso pode ser esperado, considerando o fato de que as forças do aparelho extrabucal passam diretamente pela maxila posterior, resultando em um deslocamento inferior relativamente maior da maxila anterior. Se a força for aplicada na região dos caninos, foi demonstrado que o aparelho extrabucal de tração alta diminui o ângulo do plano palatino.[47] se o vetor de força passar pelo centro de resistência do maxilar, que se situa aproximadamente na parte superior e posterior da sutura zigomático-maxilar[48,49] não será criado qualquer momento e não é de esperar qualquer rotação. [46] As alterações dentoalveolares são as principais responsáveis pela correção da má oclusão de Classe II. Os aparelhos extrabucais geralmente mantêm ou movem os primeiros molares superiores distalmente.[50,51] O aparelho extrabucal vertical de tração alta é usado para controlar os movimentos verticais dos molares superiores, podendo até mesmo intruí-los levemente, enquanto o aparelho extrabucal cervical tem pouco ou nenhum efeito nas mudanças verticais dos molares.[48,50, 52-54] Com relação aos movimentos dentários mandibulares, os estudos mostraram retroinclinação dos incisivos. Isso pode ser explicado pelo contato anterior desses dentes com a tala de acrílico que recobre os incisivos superiores, exercendo uma força distal sobre os incisivos[46] . A extrusão dos molares inferiores pode ser atribuída à manutenção da oclusão pelos molares inferiores para compensar a intrusão dos molares superiores.

Uma descoberta inesperada relatada por Kyle R. Mann et al. afirma que não houve diferença nas mudanças no tratamento visto com o aparelho extrabucal em três grupos diferentes de crianças com maxila protrusiva, maxila normal e maxila retrusiva. Todos os três grupos apresentaram melhora na estética do perfil. Quanto maior o ângulo ANB inicial, melhor foi a melhora estética do perfil. [55]

Os efeitos do tratamento com o aparelho extrabucal são limitados ao nariz, à nasofaringe e à área retropalatina. Foi demonstrado em estudos que crianças com má oclusão de Classe II apresentaram aumento da largura nasal após o tratamento com o aparelho extrabucal.[56] Esse aumento observado na largura lateronasal, juntamente com o aumento do espaço aéreo retropalatal, deve diminuir a resistência nasal e melhorar a respiração nasal[57-61] , embora o efeito possa não ser necessariamente significativo do ponto de vista clínico.[62] Em um estudo realizado por Mirja Kirjavainen et al, o tratamento com aparelho extrabucal não restringiu o crescimento em relação ao plano palatino.[63] A restrição do crescimento maxilar causada pelo tratamento no estudo pode ser atribuída ao facto de o tratamento se limitar ao processo alveolar maxilar e esta discrepância de crescimento pode ter influenciado o crescimento para a frente e o aspeto do nariz. No mesmo estudo, o ângulo entre o plano palatino e a ponta do palato mole diminuiu durante o tratamento, mas não se correlacionou com a alteração das dimensões do espaço aéreo retropalatino.

O retardo do crescimento em comprimento do eixo C e a diminuição do ângulo do plano palatino, em relação ao eixo C, são clinicamente importantes. Estas alterações estão relacionadas com um aparelho extrabucal cervical específico que tem um momento no sentido dos ponteiros do relógio e uma linha de ação específica em relação ao centro de resistência do complexo dentomaxilar. A linha de ação, o ponto de aplicação e a magnitude das forças do arnês devem ser cuidadosamente controlados em relação ao centro de resistência do complexo dentomaxilar.[64]

Vários estudos mostraram que a direção da tração do aparelho extrabucal pode ser um fator crítico na determinação do tipo de alteração do crescimento facial decorrente da terapia de força do aparelho extrabucal ortopédico. Um estudo realizado por Pawan Gautam et al. demonstrou que a posição vertical do palato se alterava diferencialmente conforme a direção de aplicação da força variava[65.] Isso concorda com os achados de O'Reilly et al.[66] e outros[67,68] que relataram inclinação para baixo do SNA devido às forças cervicais. Por outro lado, Meldrum[69] relatou rotação anti-horária do plano palatino em macacos tratados com aparelho extrabucal de tração alta. As razões propostas para o menor movimento inferior da maxila posterior têm sido atribuídas às forças distalizadoras dos molares superiores, fazendo com que eles erupcionem para baixo e para trás, inibindo, assim, o abaixamento da região posterior da maxila, enquanto a região anterior continua a se mover para baixo durante o crescimento.[70] Por outro lado, o estudo realizado por Pawan Gautam et al. mostra que a rotação do plano palatino no sentido horário é uma resposta esquelética e não dentária, que ocorre devido à rotação da maxila com a tração do aparelho extrabucal. No mesmo estudo, o deslocamento distal da maxila foi máximo com o aparelho extrabucal de tração reta, seguido pelo aparelho extrabucal de tração cervical. Estudos demonstraram que a tração cervical, normalmente utilizada para corrigir as más oclusões de Classe II, é eficaz no redirecionamento do crescimento maxilar para baixo e para trás.[71,72] O aparelho extrabucal cervical de Kloehn tem sido utilizado com maior frequência em pacientes com protrusão esquelética da maxila e dimensão vertical reduzida, produzindo deslocamento distal da maxila e aumentando a dimensão vertical, gerando rotação mandibular no sentido horário. Brown[73] afirmou que o aparelho extrabucal cervical foi mais efetivo na redução do ângulo ANB do que o aparelho extrabucal de tração alta. Ucem e Yuksel[74] mostraram que a maxila foi deslocada para trás apenas com força de tração predominantemente cervical. No estudo de Pavan Gautam, todas as estruturas da maxila foram deslocadas lateralmente com cada tipo de arnês, com exceção do rebordo orbital inferior. Isso ocorreu devido à rotação das duas metades da maxila no plano transversal. Tanto a placa pterigoide medial quanto a lateral foram deslocadas medialmente e na direção póstero-superior, enquanto o PNS se moveu lateralmente com todas as forças do fixador da cabeça. Isso mostra que, no plano transversal, o centro de rotação (CRo) da maxila está no ponto

fissura pterigomaxilar. Um achado interessante deste estudo foi um efeito semelhante ao da ERM com os três tipos de aparelhos extrabucais.[75] A abertura da sutura palatina mediana foi evidente, sendo mais pronunciada na região anterior e diminuindo progressivamente em direção à região posterior do palato duro. Ricketts et al.[76] atribuíram esse fenômeno expansivo do aparelho extrabucal à configuração anatômica do complexo maxilar. O efeito da ERM do aparelho extrabucal A tração não foi relatada anteriormente. Este efeito de expansão pode explicar o aumento da distância intercanina no grupo do arnês observado por Ghafari et al[77] e Mitani e Brodie.[78]

Como o tratamento com o aparelho extrabucal começa numa idade precoce, a retenção pós-tratamento é um critério importante para avaliar a taxa de sucesso ou a estabilidade das mudanças provocadas pelo aparelho extrabucal. Em um estudo realizado por Semra Ciger et al., todos os ângulos que descrevem a rotação da mandíbula, como FMA, GoGnSn e principalmente o ângulo do eixo Y, apresentaram um aumento significativo, confirmando assim a rotação posterior da mandíbula após o tratamento[79] . Porém, o grupo de estudo tendeu a retornar ao padrão de crescimento inicial aos 5 anos pós-tratamento. Esse achado é consistente com estudos que sugerem que a rotação posterior da mandíbula não é permanente quando são utilizadas modalidades de tratamento que resultam em rotação posterior da mandíbula. [80,88]Enquanto a alteração esquelética maxilar que ocorreu permaneceu estável no mesmo estudo, de acordo com os achados de Fidler et al[80] . As alterações esqueléticas obtidas com o tratamento com aparelho extrabucal são estáveis, mas o crescimento mandibular contínuo mostra seu efeito sobre o complexo esquelético relacionado dentro de limites, como relatado na literatura.[81] Glenn et al relatam uma relativa estabilidade da inclinação dos incisivos inferiores com o tratamento[88] enquanto Elms et al relatam uma diminuição da inclinação dos incisivos inferiores no período de retenção pós-tratamento[81] . A recidiva observada no overjet pode ser atribuída à proclinação dos incisivos maxilares ou ao crescimento da mandíbula após o tratamento. As irregularidades maxilares e mandibulares aumentaram durante o período de contenção, sendo as irregeularidades mandibulares mais[79] A redução do comprimento da arcada durante a contenção póstratamento foi um achado comum relatado na literatura.[82-85] . Uma explicação para a diminuição do comprimento da arcada com o tempo pode ser um desvio mesial fisiológico devido ao envelhecimento ou ao componente anterior das forças funcionais.[86] . existe também a possibilidade de que o deslocamento dos pontos de contacto anteriores devido à recidiva rotacional possa levar a uma diminuição do comprimento das arcadas maxilar e mandibular.

A idade de início do tratamento também desempenha um papel importante nos resultados do tratamento. Num estudo conduzido por Mirja Kirjavainen, entre crianças que tinham uma média de 9,3 anos no início do tratamento, foi referido que havia uma tendência para o tratamento ser mais eficaz quanto mais cedo fosse iniciado e quanto mais tempo durasse [89]

O efeito do tratamento é suposto ser mais proeminente durante o período de alta velocidade de crescimento na puberdade.[90] . Mas foram registadas alterações mesmo quando o tratamento foi iniciado numa idade mais precoce, favorecendo assim o conceito de início precoce do tratamento. Quando a má oclusão de Classe II é tratada demasiado cedo (durante a fase de maturação das vértebras cervicais 1 e 2), a diferença líquida no crescimento suplementar da mandíbula entre as amostras tratadas e não tratadas é muito menor do que quando é tratada numa fase tardia (durante a fase de maturação das vértebras cervicais 3 e 4, ou seja, o surto de crescimento). [91]

Conclusão

O sucesso de qualquer terapia ortodôntica depende das alterações provocadas pelo aparelho utilizado e da ausência de recidiva após o tratamento. O aparelho extrabucal é um dos mais potentes aparelhos ortopédicos utilizados na correção da má oclusão de Classe II, mais especificamente da protrusão maxilar. O tratamento da má oclusão em idade precoce é a tendência emergente no planeamento do tratamento de vários clínicos, especialmente com o advento dos aparelhos miofuncionais e ortopédicos. Ainda assim, continua a existir um conflito entre uma escola de pessoas que pensa que o início do tratamento da má oclusão é inútil numa idade precoce e deve ser iniciado apenas com o estabelecimento da dentição permanente. Esta revisão sistémica tenta chamar a nossa atenção para as várias alterações provocadas por um aparelho ortopédico, o aparelho extrabucal. Os aparelhos miofuncionais ou ortopédicos utilizados em idade precoce orientam basicamente o crescimento de um indivíduo em vez de corrigir a má oclusão estabelecida. Se uma má oclusão futura puder ser prevista numa idade precoce, estes aparelhos podem limitar os danos futuros. Mas como é difícil derrotar a natureza, o crescimento natural do corpo ou as predisposições genéticas permanecem invencíveis. Vários clínicos são da opinião de que o não início do tratamento numa idade precoce pode impedir que a criança tenha um tempo de tratamento prolongado, uma vez que o tratamento iniciado numa idade precoce requer monitorização e aparelhos de retenção até que o crescimento ótimo seja atingido pelo corpo. No entanto, vários estudos mostraram bons resultados e alterações com o tratamento com aparelhos extrabucais, o que teria evitado cirurgias extensas ou tratamento ortodôntico fixo para as crianças tratadas. Não só a idade correta do tratamento, mas também a manipulação correta do aparelho, juntamente com a quantidade certa de força exercida na linha de ação, são necessárias para provocar mudanças visíveis com o aparelho extrabucal. A colaboração do paciente também é um fator importante para o sucesso, o que é um pouco difícil de conseguir com crianças. Por conseguinte, pode concluir-se que a seleção do caso adequado, a aplicação da força correta, o início do tratamento numa idade adequada e a adesão do doente podem provocar alterações significativas e o sucesso do tratamento com o aparelho extrabucal.

Referências

Thomas M Graber, Thomas Rakosi, Alexander Petrovic. Ortopedia Dentofacial com aparelhos funcionais, Elseivers, 2nd edition.

Berger EV: Comunicação pessoal, 1992.

Kloehn SJ: Orthodontics-force or persuasion (Ortodontia - força ou persuasão), *Angle Orthod 23:56, 1953*

McNamara JA, Jr, Peterson JE, Jr, Alexander RG: Diagnóstico e tratamento tridimensional da má oclusão de Classe II na dentição mista, *Semin Orthod 2:114, 1996.*

Poulton DR: The influence of extraoral traction (A influência da tração extra-oral), *Am JOrthod 53:8, 1967.*

Tweed CH: *Clinical orthodontics,* St Louis, *1966,* Mosby.

Thomas M Graber, Thomas Rakosi, Alexander Petrovic. Ortopedia Dentofacial com aparelhos funcionais. Elseivers, 2nd edition

Andresen V: O sistema norueguês de gnato-ortopedia, *Ata Gnathol* 1:4,1936

Balters W: Die Technik and Ubung der allgemeinen and speziellen Bionator- therapie, *Quintessenz* 1:77, 196

Balters W: *Die Einfuhrung in die BionatorHeilmethode. Ausgewdhlte, Schriften and Vortrange,* Heidelberg,1973, Druckerei Holzer.

Bimler HP: *Indikation der Gebissformer,* Fortschritte Kieferorthopad 25:112, 1964.

Bimler HP: O aparelho de Bimler. Em Graber TM, editor: *Removable orthodontic appliances,* Philadelphia, 1984, WB Saunders.

Clark WJ: A técnica de tração em bloco duplo, *Eur J Orthod* 4:129, 1982.

Clark WJ: *Twin block functional therapy,* Londres, 1995, Mosby-Wolfe.

Aravind N K S, Shashidhar Reddy, Manjunath Ch, Ravinder Reddy: Racionalidade do tratamento ortodôntico na dentição decídua e mista precoce - uma revisão. Anais e essência da odontologia IV: 3, 2012

Bishara SE, Justus R, Graber TM. Actas das discussões do workshop sobre tratamento precoce. Am J Orthod Dentofacial Orthop 1998;113:5-6.

17. McNamara JA, Bookstein FL, Shaughnessy TG: Skeletal and dental adaptations following functional regulator therapy, *Am J Orthod* 88:91-110, 1985

18...Proffit WR et al: *Contemporary orthodontics,* ed 2, St Louis,1993, Mosby.

19.Graber TM: Extraoral force: facts and fallacies, *Am J Orthod* 41:490-505, 1955.

Jorgensen JO et al: Evening versus morning injections of growth hormone (GH) in GH-deficient patients:effects on 24-hour patterns of circulating hormones and metabolites, *J Clin Endocrinol Metab* 70:207-214,1990.

21...Born J, Muth S, Fehm HL: The significance of sleep onset and slow wave sleep for noturnal release of growth hormone (GH) and cortisol, *Psychoneuroendocrinology* 13:233-243, 1988

22.Risinger RK, Proffit WR: Continuous overnight observation of human premolar eruption, *Arch Oral Biol* 41:779-789,1996.

23.Stevenson S et al: Is longitudinal bone growth influenced by diurnal variation in the mitotic activity of chondrocytes of the growth plates? J *Orthop Res* 8:132135,1990

24. Oppenheim A. Terapia ortodôntica biológica e realidade. Angle Orthod 6:6979,1936.

25.Kloehn S. Guiar o crescimento alveolar e a erupção dos dentes para reduzir o tempo de tratamento e produzir uma prótese e uma face mais equilibradas. Am J Orthod 17:10-33, 1947.

26.Wieslander L. Os efeitos do tratamento ortodôntico no desenvolvimento simultâneo do complexo craniofacial. Am J Orthod -49:15-27, 1963

27.Armstrong MM. Controlar a magnitude, direção e duração da força extra-oral. Am I Orthod 59:217-243,1971.

28. William R. Proffit, Contemporary Orthodontics, Elseivers, 4th Edition.

29. Samire E. Bishara, Text book of Orthodontics, Elseiver, 2nd Edition.

Mirja Kirjavainen, Turkka Kirjavainen, Kaarina Haavikko, alterações nas dimensões da arcada dentária com a utilização de um aparelho ortopédico cervical na correção da Classe II. Am J Orthop 111:59-66; 1997

Baccetti T, Franchi L, McNamara JA Jr, Tollaro I. Caraterísticas dentofaciais precoces da má oclusão de Classe II: um estudo longitudinal desde a dentição decídua até à dentição mista. *Am J Orthod Dentofacial Orthop.* 1997;111:502-509.

32.Tollaro I, Baccetti T, Franchi L, Tanasescu CD. O papel da discrepância interarcos transversal posterior na má oclusão de Classe II, Divisão 1, durante a fase de dentição mista. *Am J Orthod Dentofacial Orthop.* 1996;110:417-422.

33.Varrela J. Early developmental traits in Class II malocclusion. *Ata Odontol Scand.* 1998;56:375-377.

34.Bjo "rk A. Prediction of mandibular growth rotation (Previsão da rotação do crescimento mandibular). *Am J Orthod.* 1969;55:585-599.

35.Staley RN, Stuntz WR, Peterson LC. A comparison of arch widths in adults with normal oclusion and adults with Class II,Division 1 malocclusion. *Am J Orthod.* 1985;88:163-169.

Kirjavainen M, Kirjavainen T, Hurmerinta K, Haavikko K. Aparelho ortopédico cervical com um arco interior expandido na correção da Classe II. *Angle Orthod.* 2000;70:317-325.

Skieller V, Bjo "rk A, Linde-Hansen T. Previsão da rotação do crescimento mandibular avaliada a partir de uma amostra de implante longitudinal. *Am J Orthod.*

1984;86:359-370.

Lindsten R, Ogaard B, Larsson E. Dimensões transversais da arcada dentária em crianças de 9 anos de idade nascidas nos anos 1960 e 1980. *Am J Orthod Dentofacial Orthop.* 2001;120:576-584.

Ricketts RM. A influência do tratamento ortodôntico no crescimento e desenvolvimento facial. *Angle Orthod.* 1960;30:103-133.

Mills CM, Holman RG, Graber TM. Tração cervical intermitente pesada no tratamento da Classe II: uma avaliação cefalométrica longitudinal. *Am J Orthod.* 1978;72:361-379.

Huertas D, Ghafari J. Novas normas cefalométricas póstero-anteriores: uma comparação com medidas craniofaciais de crianças tratadas com expansão palatina. *Angle Orthod.* 2001;71:285-292.

Mirja Kirjavainen, Turkka Kirjavainen, Expansão maxilar em correção de Classe II com aparelho extrabucal cervical ortopédico. Um estudo cefalométrico póstero-anterior. Angle Orthodontist, 2003;73:3

. Raimo Mantysaari, Tuomo Kantomaa, Pertti Pirttiniemi, Aila Pykalainen. Os efeitos do tratamento precoce com aparelhos extrabucais nas arcadas dentárias e na morfologia craniofacial: relatório de um estudo aleatório de 2 anos. Jornal Europeu de Ortodontia . 2004, 26:59-64.

Kopecky G R, Fishman L S. Timing of cervical headgear treatment based on skeletal maturation. Revista Americana de Ortodontia e Ortopedia Facial 1993, 104:162-169

Danilo Furquim Siqueira, Renato Rodrigues de Almeira, Guilherme Janson,Analu Brandao,Carlos Martins Coelho Filho.Alterações dentoesqueléticas e de tecidos moles com o uso do aparelho extrabucal cervical e do aparelho de protração mandibular no tratamento das más oclusões de Classe II.Am J Orthod Dentofacial Orthop 2007; 131:447.e21-447.e30

Helder B. Jacob, Peter H. Buschang, Ary dos Santos-Pinto.Tratamento da má oclusão de Classe II utilizando aparelho extrabucal de tração alta com splint: Uma revisão sistémica. Dental press J Orthod.2013 Mar-Abr;18 (2):21.e1-7

Barton JJ. Aparelho extrator de alta tração versus tração cervical: uma comparação cefalométrica. Am J Orthod. 1972;62(5):517-29.

Teuscher UM. Um conceito relacionado com o crescimento para o tratamento da Classe II esquelética.Am J Orthod. 1978;74(3):258-75.

. Teuscher UM. Avaliação do crescimento e reação à ancoragem extra-oral.Am J Orthod. 1986;89(2):113-21

. O'Reilly MT, Nanda SK, Close J. Cervical and oblique headgear: Acomparação dos efeitos do tratamento. Am J Orthod Dentofacial Orthop.1993;103(6):504-9.

Turkkahraman H, Sayin MO. Efeitos do tratamento com o ativador e o cabeçal do ativador: comparação com indivíduos da Classe II não tratados. Eur J Orthod.2006;28(1):27-34.

Brown P. Uma avaliação cefalométrica do aparelho extrator de molares de tração alta e da terapia com cinta de pescoço em arco facial. Am J Orthod. 1978;74(6):621-32.

Üçem TT, Yüksel S. Effects of different vectors of forces applied by combined headgear. Am J Orthod Dentofacial Orthop. 1998;113(3):316-23.

Barton JJ. Aparelho extrator de alta tração versus tração cervical: uma comparação cefalométrica. Am J Orthod. 1972;62(5):517-29.

Kyle R. Mann, Steven D. Marshall, Fan Qian, Karin A. Southard, Thomas E. Southard. Efeito da posição ântero-posterior da maxila na estética do perfil em pacientes tratados com aparelhos extrabucais. Am J Orthop 2011; 139:228-34

Kirjavainen M, Kirjavainen T. Expansão maxilar na correção da Classe II com aparelho extrabucal cervical ortopédico: um estudo cefalométrico póstero-anterior. *Angle Orthod.* 2003;73:281-285.

Hershey HG, Stewart BL, Warren DW. Alterações na resistência das vias aéreas nasais associadas à expansão rápida da maxila.*Am J Orthod.* 1976;69:274-284.

. Timms DJ. O efeito da expansão rápida da maxila na resistência das vias aéreas nasais. *Br J Orthod.* 1986;13:221-228.

. Hartgerink DV, Vig PS, Abbott DW. The effect of rapid maxillary expansion on nasal airway resistance (O efeito da expansão rápida da maxila na resistência das vias aéreas nasais). *Am J Orthod Dentofacial Orthop.* 1987;92:381-389.

. Timms DJ. Expansão rápida da maxila no tratamento de obstrução nasal e doença respiratória. *Ear Nose Throat J.* 1987;66:242-247.

. White BC, Woodside DG, Cole P. O efeito da expansão rápida da maxila na resistência das vias aéreas nasais. *J Otolaryngol.*1989;18:137-143.

Warren DW, Hershey HG, Turvey TA, Hinton VA, Hairfield WM. A via aérea nasal após a expansão maxilar. *Am J Orthod Dentofacial Orthop.* 1987;91:111-116.

Mirja Kirjavainen, Turkka Kirjavainen. Upper airway dimensions in Class II malocclusion.angle orthodontist, 2007; 77:6.

Stanley Braun,J. Alexandre Bottrel. Estudo piloto avaliando os efeitos de um aparelho extrabucal cervical no eixo c: o eixo de crescimento do complexo dentomaxilar. Am J Orthod Dentofacial Orthop 2004; 126:694-8.

Pawan Gautam, Ashima Valiathan, Raviraj Adhikari. Deslocação craniofacial em resposta a forças variáveis do arnês avaliada biomecanicamente com análise de elementos finitos. Am J Orthod Dentofacial Orthop 2009; 135:507-15

O'Reilly MT, Nanda SK, Close J. Cervical and oblique headgear:a comparison of treatment effects. Am J Orthod Dentofacial Orthop 1993;103:504-9.

Ricketts RM. A influência do tratamento ortodôntico no crescimento e desenvolvimento facial. Angle Orthod 1960;30:103-33

Jakobsson SO. Avaliação cefalométrica dos efeitos do tratamento na má oclusão de Classe II, Divisão 1. Am J Orthod 1967;53:41-56.

Meldrum RJ. Alterações no crescimento facial superior da Macaca mulatta resultantes de um arnês de tração alta. Am J Orthod 1975;67:393-411.

Lima Filho RM, Lima AL, de Oliveira Ruellas AC. Estudo longitudinal das alterações anteroposteriores e verticais da maxila em pacientes Classe II esquelética tratados com aparelho extrabucal cervical de Kloehn.Angle

Orthod 2003;73:187-93.

Baumrind S, Molthen R, West EE, Miller DM. Alterações do plano mandibular durante a retração da maxila. Am J Orthod 1978;74:32-40.

Poulton DR. A influência da tração extra-oral. Am J Orthod 1967;53:8-18.

Brown P. A cephalometric evaluation of high-pull molar headgear and facebow neck strap therapy. Am J Orthod 1978;74:621-32.

Ucem TT, Yuksel S. Efeitos de diferentes vectores de forças aplicados por um arnês combinado. Am J Orthod Dentofacial Orthop 1998;113:316-23.

Gautam P, Valiathan A, Adhikari R. Padrões de tensão e deslocação no esqueleto craniofacial com expansão rápida da maxila: um estudo do método dos elementos finitos. Am J Orthod Dentofacial Orthop 2007;132:5.e1-11.

Ricketts RM, Bench RW, Gugino CF, Hilgers JJ, Schulhof RJ. Terapia bioprogressiva. 1st ed. Denver: Rocky Mountain Orthodontics; 1979.

Ghafari J, Jacobsson-Hunt U, Markowitz DL, Shofer FS, Laster LL. Alterações da largura da arcada no tratamento precoce das más oclusões de Classe II, divisão 1. Am J Orthod Dentofacial Orthop 1994;106:496-502.

. Mitani H, Brodie AG. Análise em três planos do movimento dentário, crescimento e alterações angulares com tração cervical. Angle Orthod 1970;40:80-94

Semra Ciger, Muge Aksu e Derya Germec. Avaliação das alterações pós-tratamento em pacientes Classe II Divisão I após tratamento ortodôntico sem extração. Análise cefalométrica e de modelos. Am J Orthod Dentofacial Orthop 2005;127:219-23

Fidler BC, Ârtun J, Joondeph RD, Little RM. Estabilidade a longo prazo das más oclusões de Classe II, Divisão 1 de Angle com resultados oclusais bem sucedidos no final do tratamento ativo. Am J Orthod Dentofacial Orthop 1995;107:276-85.

Elms TN, Buschang PH, Alexander RG. Estabilidade a longo prazo da terapia de arco facial cervical de Classe II, Divisão 1, sem extração: II.

Análise cefalométrica. Am J Orthod Dentofacial Orthop 1996;109:386-92.

Paquette DE, Beattie JR, Johnston LE. Uma comparação a longo prazo da terapia sem extração e com extração de pré-molares edgewise em pacientes com Classe II limítrofe. Am J Orthod Dentofacial Orthop 1992;102:1-14.

Fidler BC, Ârtun J, Joondeph RD, Little RM. Estabilidade a longo prazo das más oclusões de Classe II, Divisão 1 de Angle com resultados oclusais bem sucedidos no final do tratamento ativo. Am J Orthod DentofacialOrthop 1995;107:276-85.

Sadowsky C, Schneider BJ, BeGole EA, Tahir E. Estabilidade a longo prazo após tratamento ortodôntico: não extração com retenção prolongada. Am J Orthod Dentofacial Orthop 1994;106:243-9.

Little RM, Wallen TR, Riedel RA. Estabilidade e recidiva do alinhamento anterior da mandíbula - casos de extração do primeiro pré-molar tratados com ortodontia tradicional edgewise. Am J Orthod 1981;80:349-65.

Vaden J, Harris E, Gardner R. Recaída revisitada. Am J OrthodDentofacial Orthop 1997;111:543-53

Little RM, Riedel RA, Stein A. Aumento do comprimento do arco mandibular durante a dentição mista: avaliação pós-retenção da estabilidade e recidiva. Am J Orthod Dentofacial Orthop 1990;97:393-404

Glenn G, Sinclair PM, Alexander RG. Terapia ortodôntica sem extração: estabilidade dentária e esquelética pós-tratamento. Am J OrthodDentofacial Orthop 1987;92:321-8.

Mirja Kirjavainen, Turkka Kirjavainen, Kirsti Hurmerinta,Kaarina Haavikko.Aparelho ortopédico cervical com um arco interior expandido na correção da classe II.Angle Orthod 2000;70:317-325)

. Johnston LE:Commentaryon -Mandibular changes produced by functional appliances in ClassII malocclusion:asystematicreview". AmJOrthodDento-facial Orthop129:e1-e4,2006

Tiziano Baccetti,Lorenzo Franchi,e James A. McNamara, Jr.O método de Maturação Vertebral Cervical (CVM) para a avaliação do tempo ótimo em ortopedia dentofacial. Semin Orthod 2005:11: 119-12.

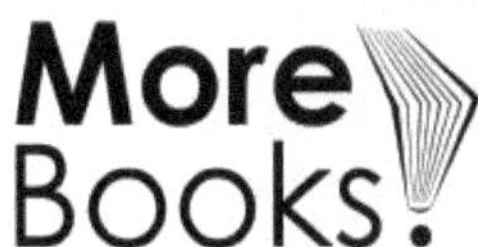

More
Books!

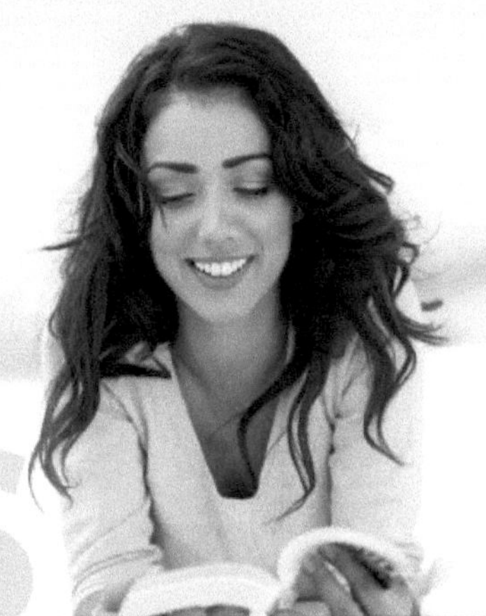

info@omniscriptum.com
www.omniscriptum.com

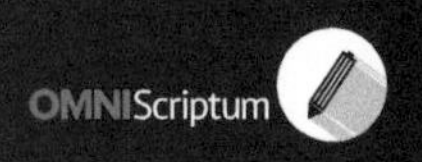

OMNIScriptum

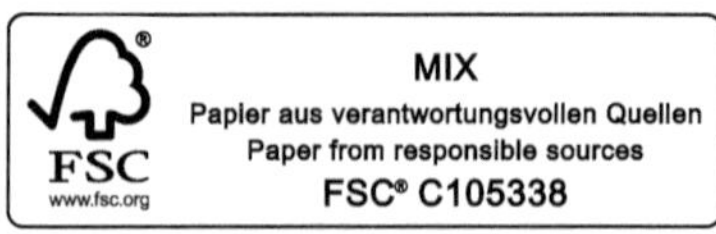

Printed by Books on Demand GmbH, Norderstedt / Germany